アルコール依存症治療革命

成瀬暢也
埼玉県立精神医療センター副病院長

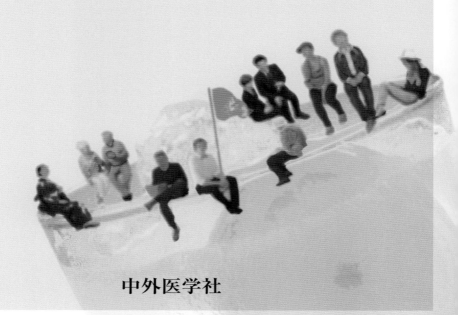

中外医学社

はじめに

　不適切な飲酒は，アルコール健康障害の原因になる．そして，本人の健康問題だけではなく，飲酒運転，暴力，虐待，自殺などさまざまな問題にも密接に関係している．平成25年12月にアルコール健康障害対策基本法が成立し，平成26年6月に施行された．そして，平成28年5月にアルコール健康障害対策推進基本計画が策定された．アルコール関連問題に関して，国を挙げて具体的な取り組みが始まろうとしている．

　筆者はアルコール依存症の教科書的な本を書こうとしているわけではなく，この病気の治療の在り方を根底から見直すことを提案したくて筆を執った．「革命」という題は，青臭くて気恥ずかしい思いもしたが，「変化」や「改革」などという言葉を遥かに超えた転換を表現するには，「革命」とでもいうしかないと，敢えてこの言葉を使った．筆者の思いが多くのアルコール依存症患者や，その方々に関わる医療者・支援者に本意が通じることを切に願うものである．

　今回著した内容は，「革命」の外枠を示したものに過ぎず，具体的な実践内容については，触れていない．これから詳細な検討が必要である．本書がよりよいアルコール依存症の治療の在り方の議論の端緒になることを期待している．

　本書が長年にわたって停滞しているわが国のアルコール依存症の治療・支援がよい方向に動き始める一助となれば幸いである．

　　　2017年8月

　　　　　　　　　　　　　　　　　　　　　　　　　　　　成　瀬　暢　也

アルコール依存症治療革命 ● 目次

1章 ▶ アルコール依存症についての基本的なこと　　1
　　アルコール関連問題を取り巻く状況　　1
　　アルコール依存症とは？　　3
　　アルコール依存症の診断　　7
　　アルコール依存症の治療　　9

2章 ▶ これまでのアルコール依存症の治療　　16
　　わが国のアルコール依存症治療の歴史　　16
　　これまでのアルコール依存症治療の特徴と問題点　　21

3章 ▶ 新たなアルコール依存症治療の導入　　25
　　エビデンスに基づいた心理社会的治療　　25
　　海外で実践されている心理社会的治療　　28
　　埼玉県立精神医療センターでの依存症治療の実践　　30

4章 ▶ 新たなアルコール依存症患者への対応　　52
　　アルコール依存症の背景にある問題　　52
　　当事者中心の依存症治療・回復支援　　54
　　ハームリダクションの考え方　　55

5章 ▶ アルコール依存症患者の家族の現状と必要な支援　　59
　　アルコール依存症家族の全国調査より　　59

6章 ▶ これからのアルコール依存症の治療を考える　　68
　　依存症者への望ましい対応　　68
　　「断酒の強要は禁忌」「再飲酒を責めてはいけない」　　69
　　回復とは何か？　どうすれば回復するのか？　　77
　　依存症の回復に必要なもの　　79
　　依存症が教えてくれるもの　　81

7章 ▶ アルコール依存症治療革命　　84
　　治療者・支援者の意識改革　　85
　　診断名の改革　　87
　　治療構造の改革　　88
　　治療スタンスの改革　　95
　　人材開発の改革　　97
　　地域連携の改革　　98
　　家族支援の改革　　99
　　インセンティブ保障の改革　　100

8章 ▶ 新たな中核群に対してどのように医療を提供するのか　　103
　　新たな中核群に対する治療の提供のために　　103
　　身体科医療での受け入れのために　　104
　　一般精神科医療での受け入れのために　　108
　　依存症専門医療での受け入れのために　　118

9章 ▶ 精神医療へ期待すること　　120

10章 ▶ 自助グループに期待すること　　125
　　断酒会に期待すること　　126
　　AAに期待すること　　129
　　自助グループと医療機関・相談機関の連携　　131
　　マック　　132

　　　　おわりに　　135
　　　　文献　　138
　　　　索引　　140

Treatment Revolution of Alcoholism

1 アルコール依存症についての基本的なこと

アルコール関連問題を取り巻く状況

　現在，アルコール関連問題を巡ってさまざまな変化が起きている．たとえば，①中年男性から女性・高齢者への患者層の広がり，②健康・就労・暴力問題から飲酒運転・自殺・虐待・メタボ問題などへの広がり，③気分障害，不安障害以外にも発達障害などの併存症の多様化，④診断上の大きな変化として「アルコール使用障害（DSM-5）」の登場，⑤「断酒至上主義」から「節酒・飲酒量低減」への移行，⑥「一律の治療」から「個別の治療」への移行，⑦「自助グループ至上主義」から「認知行動療法」などへの広がり，⑧「重症群」対象から「軽症群」への治療対象の移行，⑨「入院治療」中心から「外来治療」への移行，⑩抗渇望薬を使った薬物療法の導入，などが挙げられる．

　わが国のアルコール依存症の治療・支援は，停滞しているといわれても仕方がない．最も反応が鈍いのが「精神医療」である．精神医療が当たり前の役割を果たしていない．これには歴史的な事情もあるし，大学医学部教育の問題もあるだろう．理由はともかく，何より依存症の正しい理解がなされていないことに最大の原因がある．

　精神医療界は，世間一般が抱いている「アル中」の印象そのまま，あるいはそれ以上に，アルコール依存症患者に対して忌避感情が強い．まともに関わろうとする医療機関は驚くほど少ない．依存症は特殊な病気として，一般精神医療とは別物扱いされている．そして，数少ない専門医療機関は，「どうにもならなくなった」重症例ばかりを対象としてきた．そして，国際的診断基準である ICD-10 で依存症と診断される多

くの患者は放置されている．

　筆者はこれまで，アルコール依存症以上に医療体制が悲しいほど貧困な薬物依存症の臨床に携わってきた．この分野は専門医が全国でも20人にも満たない領域である．薬物依存症は「病気」ではなく「犯罪」としてのみ捉えられてきた．現在も専門医療機関は著しく少ないままである．まさに，「無医村的状況」が続いている．

　1990年の開設時以来，筆者の勤務する埼玉県立精神医療センターでは，アルコール依存症と薬物依存症を同じ依存症として同等に治療してきた歴史がある．その中で，薬物依存症の状況には深刻な問題があるが，実はアルコール依存症の治療・支援の状況も一向に広がっていないことに気づかされる．

　ICD-10の診断基準で，わが国に109万人いるとされるアルコール依存症患者のうち，4万～5万人しか依存症治療につながっていないという愕然とさせられる報告がされている[1]注．薬物依存症以上に，アルコール依存症は誰でもなりうるありふれた病気である．しかし，未だにアルコール依存症は「病気」とは捉えられず，多くの精神科医療機関は診療を拒んでいる．身体状態が悪く身体科へ入院を依頼しても，二次救急レベルでは受け取ってもらえないことも多い．

注：このアルコール依存症の実態に関する疫学調査は，厚生労働科学研究費補助金WHO世界戦略を踏まえたアルコールの有害使用対策に関する総合的研究の一環として尾崎米厚により，2014年に報告されている．

　「アルコール依存症の経験者（2013年：男性1.3％，女性0.3％）」の2012年日本人口における推計数は109万人，「現在アルコール依存症の基準に当てはまる人（ICD-10）（男性1.0％，女性0.1％）」の推計数は58万人となる．また，「潜在的アルコール依存症者（AUDIT 16点以上）」は，男性4.6％，女性0.7％であり，推計数は263万人，「アルコール依存症の疑い（AUDIT 20点以上）」は，男性2.1％，女性0.2％であり，推計数は113万人とされている．現在アルコール依存症で治療中と回答した者は，男性0.2％，女性0％で，推計数8万人と報告されている．

　厚生労働省の患者調査によると，アルコール依存症患者の推計患者数は，平成14年が17,100人（入院12,200人，外来4,800人），平成17年が16,700人（入院12,100人，外来4,600人），平成20年が13,100人（入院9,100人，外来4,000人），平成23年が12,700人（入院8,600人，4,100人，＊宮城県の一部，福島県を除いた数値），平成26年が13,800人（入院8,700人，外来5,100人）とされている．各年の総患者数は，平成14年42,000人，平成17年43,000人，平成20年44,000人，平成23年37,000人，平成26年49,000人とされている．

　以上のデータより，慢性疾患であるアルコール依存症の患者数は，109万人存在すると推計される中で，実際にアルコール依存症として治療を受けている患者数は，4万～5万人であるとしている．

依存症患者は,「誰も引き受けたくない招かれざる客」である．そして，世間は「自己責任，自業自得，意志が弱い，人格破綻者」と責め立てる．これは決して，覚せい剤などの薬物依存症患者に対してだけではない．アルコール依存症患者に対しても同様である．薬物患者は法に触れるという問題があるように，アルコール患者は身体的ケアを要し，単科の精神科病院では対応が難しいこともある．精神科医療機関は身体問題を理由に身体科へ依頼し，身体科は精神科医がいないことを理由に受け入れを断わる．薬物患者は司法と医療の狭間に落ち，アルコール患者は精神科医療と身体科医療の狭間に落ちる．誰も彼らを引き受けようとしない．医療安全重視，医療訴訟が急速に増加した現在，医療機関の回避はやむを得ないであろう．とすると，アルコール患者は精神科を有する総合病院で対応してもらうか，あるいはスムーズな連携のもと，身体科と精神科が協働で治療に当たる体制を整備することが必要である．

　アルコール依存症患者を偏見なく受け入れるのは自助グループと，回復者自身が運営する回復施設だけであるといわれても仕方がない．最もしなければならないことは，アルコール依存症に対する誤解と偏見の解消である．このことが，未だに改善しない重大な問題であり，この先も変わらなければ，他のさまざまな方策も実現することは難しい．疾患に対する世間一般の，そして医療者の誤解や偏見は，多くの患者・家族を苦しめている事実に気づかなければならない．

　このように，複雑化・多様化しているアルコール関連問題に，そしていつまでたっても解消されないこの疾患に対する陰性感情・忌避感情に私たちはどのように向き合っていけばよいのであろうか．今，私たち自身の意識革命が求められている．

アルコール依存症とは？

　筆者は，依存症についてわかりやすくイメージしてもらうために，「風鈴とクーラー」などにたとえて説明している．

1 ▶ 風鈴とクーラーの話

　真夏の暑い日，昔の人々はどのように暑さをしのいでいただろうか．

うちわを使い，風鈴を吊るし，水をまき，スイカやソーメンを井戸水で冷やして食べ，行水や川遊びに涼を求め，夜には蚊帳を吊って寝るなど，少しでも暑さをしのごうとさまざまな工夫をした．しかし，どれもがそれほどの効果はなく，それらを組み合わせても暑ければ，後は暑さをがまんして受け入れるしかなかった．

今はどうだろうか．どこにでもクーラーがあり，スイッチひとつで24時間その恩恵を受けることができる．私たちの生活は当時の人には信じられないくらい便利で快適になった．しかし，私たちは幸せになったといえるだろうか．

当時の人が畑仕事などをしていて，「そろそろお昼にしましょう」と入った建物が，たまたまクーラーの効いていた建物だったとする．すると，「わあ．涼しい！」，「生き返るわ！」と当時の人は感動したはずである．しかし，私たちはクーラーに感動することはない．クーラーが効いていることが当たり前になってしまっているからである．初めはどんなに「快適」なものでも，慣れてしまうと，それが「普通」になってしまう．そして，感動を失い，慢性的な欲求不満状態が続くようになる．初めのころの快適さは，いくらクーラーの設定温度を下げても得ることはできない．

これをストレス対策に置き換えてみよう．人はそもそもいろいろなストレス解消法をもっていたはずである．山に登る，釣りに行く，ドライブする，音楽を聴く，スポーツを楽しむ，おしゃべりする，旅行に行くなど，さまざまな方法があった．しかし，その中で「手っ取り早く強力に気分を変える方法」として，酒や薬物に「酔う」という方法がある．ストレスが高くて苦しい人はこの方法に向かう．そして，相性が合えばそれを繰り返す．そうすると，酔っていることが「普通」になってしまう．もはや酔うことに感動は得られない．

クーラーに慣れきった人は，感動を得られなくなるだけではなく，いつの間にか「暑さに弱い人」になってしまう．同様に，酒や薬物に酔うことに慣れきった人は，素面でいることが大きな苦痛となる．こうして「ストレスに弱い人」になってしまう．

アルコール依存症の人が医療機関を受診し，「あなたは依存症だか

ら今日からアルコールは1滴も飲んではいけません」といわれるのと，私たちが真夏の暑い日に，「あなたはクーラー依存症だからクーラーを一切使ってはいけません」といわれるのとは，同じことである．このように考えると，依存症の人がなぜ酒や薬物がやめられないのかを，少しは想像できるのではないだろうか．

　以上の話は，依存症は誰もがなりうるありふれた病気であること，そして，いったん依存症になったら逆戻りは大変であること，さらに，何事も便利になり，がまんする機会が少なく目先の快適さを求める現代人は，依存症になる危険性が高いことを示している．

2 ▶ 200メートル先のコンビニまで車で買い物に行く話

　これは，以前の筆者の話である．自宅から200メートル先に1軒のコンビニがあった．そんな距離なので，コンビニの看板ははっきりと見え，目と鼻の先である．しかし，万事車で移動することの多かった当時の筆者は，疑うことなくコンビニまで車で買い物に行っていた．「風鈴とクーラーの話」を講演会などで人に話しながら，ある時ようやく自分の行動に気がついた．

　「歩く」ことは人間の基本的な行動である．あまりに車に頼り切っていると，歩くことさえストレスに感じるようになる．短い距離を歩くことにさえストレスを感じるようになると，他のさまざまな行動にも，そして生きていくことにさえストレスを感じるようになると気づいた．

　このようなことは，現代に生きる私たちには，いつでもどこにでも起こることであろう．たとえば，コンビニが便利になったことから，レジに3人並んだだけでもイライラしていないだろうか．便利さに慣れた私たちは，いつの間にか待てない人になっていないだろうか．インターネットがあまりに便利になり，欲しい情報を簡単に得られるようになったため，自分で調べることに強いストレスを感じるようになっていないだろうか．

　便利で快適な社会になればなるほど，私たちはストレスにどんどん弱くなっていることに気づかなければならない．そして，この危険は現代に生きる人すべてに共通して起こることでもある．依存症は，まさにこ

のことを具体化して示している病気であるといえよう．

3 ▶ 脳科学からみた依存症

次に，依存症をやさしい脳科学の視点からみてみよう．

快感や喜びには，「脳内報酬系」が関与している．これは，中脳皮質辺縁系経路（A10神経）とも呼ばれ，興奮するとドパミンを分泌する．報酬系は，さまざまな日常的な喜びに関係している．依存症は，この報酬系を狂わせてしまう．

ネズミを使った実験で，ネズミがレバーを押すと薬物が体内に入り，快感が得られるようにしておく．すると，ネズミは食べることも飲むことも忘れてレバーを押し続け餓死してしまう．生命の維持に重要な，本能的な行動さえ変えてしまう．単なる快楽から依存症（のめり込みによるコントロール障害）へと変化していく．ここに依存症の怖さがある．

薬物などの依存性物質やセックス，ギャンブル，ゲームなどは，報酬系に作用し，強制的にドパミンを分泌させる．ただし，ドパミンの強制的な刺激が繰り返されると，ドパミンに対する脳の反応は鈍くなっていく．これは薬物が身体に繰り返し入ることによって起こる生体の自然な反応である．そのため，さらに量や頻度を増やしていっても快感や喜びは得られず，焦燥感や不安・物足りなさばかりが強くなっていく．このように先に述べた「風鈴とクーラーの話」を裏付けることが脳の中で起きている．

依存をきたすものは，総じて，「短期的にはグッド」だが，「長期的にはバッド」であり，詐欺みたいなものである．初めはよいが次第に効果はなくなっていく．そして，依存症になる前よりもバッドな状態となる．快感は得られないがやめるともっとつらくなる．さらに使い続けると身体や精神にさまざまな健康問題が起きてくる．こうして依存症が進行すると，「使うも地獄，やめるも地獄」となる．追い詰められて自殺に向かう人も少なくない．

「依存症」は単なるがまんや意志の問題ではない．このことが最も重要な点であり，誤解されやすい点でもある．

アルコール依存症の診断

　乱用，中毒，依存の言葉の定義をみると，まず，「乱用」は物質使用上のルール違反のことであり，違法な薬物は1回使っても乱用である．本来の目的とは異なる使用，用量・用法を逸脱した使用も乱用である．「中毒」は毒にあたるということ，つまり脳を含めた身体のダメージのことである．物質が体内に入り健康障害を引き起こせば中毒である．「依存」はコントロール障害である．やめたくてもやめられない，ブレーキの壊れた状態を指す．つまり，乱用により急性中毒の症状がみられ，乱用を繰り返すと依存が形成される．依存が形成され乱用を続けていると慢性中毒の症状を引き起こす．

　国際的診断基準であるICD-10では，診断項目として，「強い欲望」，「コントロール障害」，「離脱症状」，「耐性」，「物質中心の生活」，「有害な結果が起きていても使用」の6項目のうち，同じ1年間に3項目以上満たせば依存症候群と診断される（**表1**）．アルコールを例にすると，会社で終業時間が近づくと無性にビールが飲みたくなり（渇望），飲酒量が増え（耐性），飲酒問題を起こしても修正できなければ，すでに依存症であろう．依存症はきわめてありふれた病気であるが，本人も周囲も依存症という認識がもてない．

　アルコール依存症の治療機関を受診するのは，「どうにもならなくなってから」である．一般に，「アル中」のイメージが悪すぎる．本人は，「自分はまだあれほどひどくない」と否認する．しかし，その多

表1　ICD-10の依存症の診断基準

3項目以上満たせば診断．同じ1年以内で起こること

1. 物質使用への強い欲望または強迫感
2. 物質使用の開始，終了，使用量のいずれかのコントロール障害
3. 物質使用を中止または減量した時の離脱症状
4. 耐性の証拠
5. 物質使用のために他の楽しみや興味を次第に無視するようになり，使用時間を増やしたり，酔いから醒めるのに時間がかかる（物質中心の生活）
6. 明らかに有害な結果が起きているのに使用する

くはすでに依存症と診断される状態になっている．わが国には，このICD-10診断で，109万人のアルコール依存症者がいると推定されるが，実際に治療につながっている人は4万〜5万人程度に過ぎない事実が，このことを裏付けている．

さらに，もう1つの国際的診断基準であるDSM-IV-TRでは，診断項目として，「耐性」，「離脱症状」の他，「コントロール障害」に関する5項目を合わせた7項目中，同じ12カ月間に3項目以上満たせば物質依存と診断される．「コントロール障害」の具体的な内容として，「当初の思惑より摂取量・摂取時間が増加」，「摂取中止，摂取量減少の失敗」，「摂取関連に費やす時間の増加」，「摂取のために重要な社会活動を犠牲」，「心身問題が生じても摂取」が挙げられている．

そして，最新の改訂によりDSM-5では，依存と嗜癖を巡って大きな変化がみられた（**表2**）．まず，「依存（dependence）」と「乱用（abuse）」の文言が撤廃されて「使用障害（use disorder）」に一本化され，重症度を評価することになった．また，物質関連障害でまとめられていたセクションにギャンブル障害が組み込まれ，物質関連障害および嗜癖性障害群（Substance-Related and Addictive Disorders）とされた．今後の基礎研究の裏付けが整えば，インターネットなどの嗜癖

表2 DSM-5の使用障害の診断基準

12カ月の期間内に11項目のうち2項目以上で診断
1. 当初の思惑よりも摂取量が増えたり長時間使用したりする（依存）
2. 物質中止・減量の持続的な欲求または努力の失敗がある（依存）
3. 物質使用に関連した活動に費やす時間が増える（依存）
4. 物質に対する渇望，強い欲求，衝動がある（新設）
5. 物質使用により社会的役割が果たせない（乱用）
6. 社会・対人関係の問題が生じていても飲酒する（乱用）
7. 物質使用のために重要な社会活動を犠牲にする（依存）
8. 身体的に危険のある状況で物質使用を繰り返す（乱用）
9. 心身に問題が生じていても物質使用を続ける（依存）
10. 耐性：反復使用による効果の減弱または使用量の増加（依存）
11. 離脱：中止や減量による離脱症状の出現（依存）

＊重症度：軽度2〜3項目，中等度4〜5項目，重度6項目以上

もこのセクションに入ることが検討されている．「依存症」という診断名が誤解と偏見にまみれているとすれば，「使用障害」という診断名は患者にとって受け入れやすいかもしれない．そして，相談や治療につながるのであれば，歓迎されるべきであろう．

このように診断には，まだ不確定な要素があり流動的であり，今後の脳の基礎的研究の進展に委ねられている．現状では物質依存症と嗜癖との境界が取り払われ，精神依存の重要性が強調されることになった．病としての依存，嗜癖を巡っての検討は続いている．

アルコール依存症の治療

アルコール依存症治療の構成要素は，①治療関係づくり，②治療の動機づけ，③精神症状に対する薬物療法，④解毒・中毒性精神病の治療，⑤疾病教育・情報提供，⑥行動修正プログラム，⑦自助グループ・リハビリ施設へのつなぎ，⑧生活上の問題の整理と解決援助，⑨家族支援・家族教育からなる（表3）．

1 ▶ 治療関係づくり

治療の成否は治療関係に大きく左右される．治療関係が良好であることは，有効な治療の実践には不可欠である．依存症の基には対人関係障害がある．治療者には，依存症患者の特徴を踏まえた適切な対応が求められる．依存症治療の最も重要なポイントは，信頼に裏付けられた良好

表3　アルコール依存症の治療

1. 治療関係作り
2. 治療の動機づけ
3. 精神症状に対する薬物療法
4. 解毒・中毒性精神病の治療
5. 疾病教育・情報提供
6. 行動修正プログラム
7. 自助グループ（断酒会，AA）へのつなぎ
8. 生活上の問題の整理と解決援助
9. 家族支援・家庭教育

な治療関係の構築にあるといっても過言ではない．

　人は，自分に関心をもち存在を認め評価してくれる相手に，無用な攻撃を向けることはない．良好な治療関係が築けないのは，治療者に患者への陰性感情が強く，対決的になる場合は論外としても，治療者に潜んでいる陰性感情や忌避感情が無意識に表出され，患者が敏感にそれを感じ取るからではないかと感じている．

　治療者が，この感情から解放されるためには，多くの回復者と会うことである．つまり，自助グループや，休日に開かれるセミナーやフォーラムなどに出向いて回復者の話をじかに聞くことである．普段から回復者と顔の見える関係を築いておけることが望ましい．治療者にとって大きな力になり，回復を信じることにつながる．

2 ▶ 治療の動機づけ

　わが国ではこれまで動機づけについて，家族などの援助を極力排除して「底をつかせる」ことが正しい方策であるとされてきた．しかし，「底をつかせる」ことにエビデンスはなく，悲惨な結果を招くことも少なくなかった．現在は，動機づけは治療者の重要な役割であるとされ，動機づけ面接法や随伴性マネジメントといった手法を積極的に取り入れることが推奨される．

　動機づけに際しては，①患者に対して陰性感情をもたず敬意をもって向き合う，②患者の健康な面を積極的に指摘して評価する，③「患者がどうなりたいか」に焦点を当てた治療目標を設定する，④前向きな発言が具体的行動につながるように促す，⑤過大な期待をせず長い目で回復を見守る，⑥動機づけ面接法や随伴性マネジメントを積極的に取り入れる，などに留意する．

　良好な治療関係ができていれば，あとは患者の変わりたい方向に寄り添うことである．そこから，患者の治療の動機づけは自ずと進んでいくように思える．「変化のステージ」[2]を念頭に置き，随伴性マネジメントや動機づけ面接法を取り入れることは大切であるが，治療者の基本姿勢によりその効果も異なってくるはずである．

3 ▶ 精神症状に対する薬物療法

①抗酒薬と抗渇望薬

　アルコール依存症を薬物療法で解決することはできない．しかし，海外では物質使用の渇望自体を抑える薬の開発が積極的に行われてきた．そして，わが国で初めてアカンプロサート（レグテクト®）が，断酒補助薬として認可された．さらには，ナルメフェンが節酒補助薬として認可されようとしている．

　これまで，アルコール依存症の薬物療法としては，シアナミド（シアナマイド®），とジスルフィラム（ノックビン®）の抗酒薬が使われてきた．これらの服用によって断酒の足掛かりを作った患者もあるが，半ば強制的な服薬の勧めによって，あるいは入院患者への一律の服用を求めたため，服薬が続かず定着しない例が少なくなかった．多くのアルコール依存症患者にとって，服薬に抵抗のある薬であるといってよいだろう．

　抗酒薬に比べると，抗渇望薬の服用は患者の抵抗が少ないものの，その効果には限界がある．ただし，アルコール依存症治療を考えた場合，禁煙外来のバレニクリン酒石酸塩（チャンピックス®）のように，精神科医が患者と関わりやすくなる利点がある．「薬があるなら関わってみようか」という医師が増えることを期待する．

②アルコール離脱の置換療法と「渇望期」の対応

　アルコール依存症の症状の特徴として，離脱症状が挙げられる．早期（6〜48時間）にみられる症状として，悪心，嘔吐，発汗，手指振戦，心悸亢進，頻脈，血圧上昇，呼吸促拍，頭痛，不眠，不安，焦燥などがある．さらに，重度になると，錯視・幻視，幻聴，筋硬縮，強直間代性けいれん発作などがみられ，後期（48〜96時間）には振戦せん妄に至る．これらの激しい離脱症状を抑えるために，アルコールと交叉耐性を有するジアゼパム（セルシン®，ホリゾン®）による置換漸減を行う．

　離脱症状を脱した後に，数日から2週間をピークとする，不安焦燥が高まり情動不安定となる時期が来る．これを筆者は，「渇望期」と名付けて注意を喚起しているが，この時期にも薬物療法の調整・強化を要することが多い．

③随伴する精神症状に対する薬物療法

　アルコール依存症には，さまざまな精神症状を伴うことが多い．気分障害，不安障害を初めとして，依存症以外の問題は全くないという患者の方が稀である．最近は，発達障害の併存がクローズアップされている．他にも精神病性障害，PTSD，摂食障害，パーソナリティ障害，心身症など，あらゆる精神疾患の合併は起こりうる．

　このような精神科的問題が依存症自体を悪化し，依存症の悪化が新たな精神症状・精神疾患を生み出す．依存症の治療を妨げている随伴する精神疾患・精神症状に対して，適切な薬物療法を行うことは重要である．

　ただし，一般的に依存症患者は安易に強力な処方薬に頼る傾向が強いことから，希望のままに処方に応じることは慎む．特にバルビツール類やベンゾジアゼピン系の薬剤は，容易に処方薬依存を引き起こすため注意を要する．アルコールの渇望自体を処方薬で完全に抑制することは困難であっても，渇望につながる不安・焦燥感，抑うつ気分などに対して，適切な薬物療法を行うことは有効である．しかし，薬物療法にばかり頼った治療は泥沼に陥りやすいことに留意する必要がある．

4 ▶ 解毒・中毒性精神病の治療

　連続飲酒状態が続いたり，離脱時のけいれん発作，振戦せん妄が活発化したりすれば入院治療を行う．解毒入院は専門病棟でなくても可能である．ただし，依存症に特有な「渇望期」の特徴を知っておくことは大切である．アルコール離脱期後に意欲減退・嗜眠傾向などがみられるが，これを薬物療法による過鎮静と誤解されやすい．この時期と，その後に続く「渇望期」の特徴を踏まえて，症状が落ち着いても状態の変化には十分注意する．「渇望期」については後述する．

5 ▶ 疾病教育・情報提供

　慢性疾患であるアルコール依存症では，糖尿病や高血圧症患者，あるいは他の精神疾患，たとえば統合失調症患者などに対して行われる疾病教育・情報提供と同じく，疾病教育や回復に向かうための適切な情報提供が大切である．ミニ講義やパンフレットの読み合わせを，集団あるい

は個別で行ったり，簡便なワークブックを利用した認知行動療法的な手法を取り入れたりできればよい．

6 ▶ 行動修正プログラム

　何らかの行動修正プログラムがあれば治療的関与は容易になる．依存症に関する講義やミーティング，簡便なワークブックの利用，自助グループなどからのメッセージなど，何か1つでも提供できれば十分に治療的である．プログラムがなくても，治療者が，患者に対して陰性感情をもたずに関わるだけでもよい方向に変わる契機となる．簡単なホームワークを提案してもよい．よい行動の変化には十分評価することが有効である．

　さらに，依存症治療の有効性に豊富なエビデンスのある認知行動療法的アプローチを導入することは，さまざまな点において望ましい．具体的には再使用を防ぐ知識と技術を身につけることが重要である．通常の外来診察においても短時間で関われるように，簡便なワークブックを利用できるとよい．

　現在，わが国において，SMARPP（せりがや覚せい剤依存再発防止プログラム）[3-5] を基本としたワークブックが薬物依存症治療の新たな手法として導入されている．ワークブックは市販もされている．また，久里浜医療センターでは，認知行動療法を取り入れたプログラム，GTMACK（久里浜版新認知行動治療プログラム）をアルコール依存症患者の入院治療の中心に置いている．

　これに付随して，治療プログラムに参加するごとに，あるいは小さな課題を達成するごとに，達成シールや主治医からの励ましなどの「ごほうび」を提供する．子どもだましのようにみえるが，随伴性マネジメントは有効性にエビデンスのある行動療法的技法である．真剣に1時間かけて説得するよりも，1枚のシールが患者の動機づけには有効であるという笑えない話もある．外来受診やプログラム参加のたびに，何らかの「ごほうび」がもらえることに意味がある．また，治療者側でも，患者の頑張れた点や健康な点を積極的に評価しようというスタンスで接することになり，治療の場が明るく和やかな雰囲気になる．治療的な関わ

りを楽しもうとする治療者のスタンスは，治療的雰囲気を高め，患者の治療継続に効果的である．

7 ▶ 自助グループ・リハビリ施設へのつなぎ

　専門病棟に入院したからといって，簡単に自助グループや回復施設につながるわけではない．アルコール依存症の場合は，断酒会，AA（アルコホーリクス・アノニマス）などの自助グループやマック（メリノール・アルコホリズム・センター）など回復施設（中間施設），薬物依存症では，NA（ナルコティクス・アノニマス）やダルク（ドラッグ・アディクション・リハビリテーション・センター）などに関する情報提供とともに，メンバーやスタッフとの接点を設定する．家族や医療機関のスタッフ同伴で見学に行けるとよいが，自助グループメンバーや回復施設スタッフが来院して面会してくれる「メッセージ」も有用である．

　回復者と直接接することは，患者にとって貴重な体験となる．すぐにつながらなくても，後の治療に有効であることが多い．家族も同様に断酒会，家族の自助グループや家族会への参加を促す．

8 ▶ 生活上の問題の整理と解決の援助

　アルコール依存症患者は，問題を先送りにするためさまざまな生活上の問題を抱えている．現実の問題に向き合わず，気分だけ変えて問題を先送りしてきた例が多い．問題は放置され，雪だるまのように大きくなっている．また，患者自身が問題解決能力に乏しく，適切な援助資源をもたないことも多い．これらの要因が依存症からの回復の妨げになる．

　患者とともに問題の整理と解決を進めることは重要である．利用できる社会資源の活用，問題の優先順位に沿った対処計画の作成などを，患者の自主性を妨げずに行動できるよう支援する．問題の整理が進むと回復の意欲が高まる．患者のできることは患者にやってもらい，できないことは援助することが基本になる．援助者がやり過ぎない意識が大切である．

9 ▶ 家族支援・家族教育

　治療システムが整備されていないため，家族に負担が集中しており，家族が疲弊している．家族が精神的に病んでしまうことも少なくない．そのため，家族に対して適切な支援を行うことは重要である．

　まず，家族のこれまでの労をねぎらい，家族の状態に応じて望ましい対応を提案していく．家族教室への参加，家族会，自助グループへのつなぎが目標となるが，急ぎすぎてもうまくいかない．家族が家族会や家族のグループにつながり続けると家族のストレスは軽減し，患者に対して適切な対応ができるようになる．本人に介入する手立てがなかったり，よい反応が期待できなかったりする時は，家族への関わりが優先される．

　以上1～9のうち一部でも，できる範囲で意識して関われれば，それだけで有効な治療的対応となる．

　ここで重要なのは，「依存症の治療は何ら特殊なものではない」ということである．他の精神疾患でも大切なことを，同じように依存症患者に対しても提供できるか否かが問われる．依存症の治療を特殊にしているのは，治療者の意識に他ならない．

2 これまでのアルコール依存症の治療

わが国のアルコール依存症治療の歴史

1 ▶ アルコール関連問題対策の歴史[6]（表4）

　　わが国のアルコール関連問題対策は，明治33年の「未成年者飲酒規制法」の法案提出に始まる．この法案は国会に30回提出されたが，酒造業者の意向などから反対にあい，結局公布までに22年かかった．

　　昭和36年，「酒に酔って公衆に迷惑をかける行為の防止等に関する法律」が超党派の女性議員による議員立法により公布された．その際の付帯決議によって，昭和38年，わが国初のアルコール治療専門医療機関が国立療養所久里浜病院（現・久里浜医療センター）に「アルコール中毒特別病棟」として設置された．アルコール関連問題の医療化として画期的な出来事であった．同時期には国立武蔵療養所にもアルコール病棟が開設された．その後，昭和50年から久里浜病院において「アルコール中毒臨床医等研修」が始まり，全国に「久里浜方式」がアルコール依存症入院治療の基本形として広がっていくことになる．

　　昭和38年，全日本断酒連盟が発足している．この年は，専門病棟誕生とともに，わが国のアルコール依存症に対する医療・回復支援の本格的な始まりといえよう．こうして，医療機関と断酒会との連携により，アルコール依存症患者の回復が生まれ始めることになった．大阪では，医療機関・断酒会・行政の三位一体を基本形とする「大阪方式」が発展していくことになる．断酒会の誕生がなければ，わが国のアルコール依存症の治療の発展はなかったと思われる．

　　民間のアルコール依存症医療機関では，昭和49年，都内の成増厚生

2章 ● これまでのアルコール依存症の治療

表4 アルコール関連問題対策の歴史[6]

明治33年	「未成年者飲酒規制法」法案提出
昭和36年	「酒に酔って公衆に迷惑をかける行為の防止等に関する法律」公布
昭和38年	国立療養所久里浜病院に「アルコール中毒特別病棟」設置
昭和38年	全日本断酒連盟が発足
昭和40年	アルコール医学会設立（のちに日本アルコール・薬物医学会となる）
昭和49年	成増厚生病院（東京）にアルコール病棟開設
昭和50年	久里浜病院において「アルコール中毒臨床医等研修」開始
昭和50年	AA（アルコホーリクス・アノニマス）が国内に誕生
昭和52年	厚生省にアルコール研究班組織
昭和53年	三ノ輪マック開設
昭和54年	同研究班によりアルコール中毒診断会議報告提出
昭和54年	日本アルコール医療研究会（のちに日本アルコール関連問題学会となる）
昭和55年	アルコール健康医学協会設立
昭和56年	小杉クリニック（大阪）でアルコール依存症外来開始
昭和57年	アルコール問題全国市民協会（ASK）設立
昭和60年	公衆衛生審議会から包括的アルコール関連問題対策提言
昭和61年	周愛クリニック（東京）でアルコール依存症外来開始
平成2年	日本嗜癖行動学会設立
平成2年	日本アルコール看護研究会設立（のちに日本アディクション看護学会となる）
平成3年	国内でアルコール関連問題国際専門家会議開催
平成5年	公衆衛生審議会からアルコール関連問題対策提言
平成25年	アルコール健康障害対策基本法成立
平成26年	同法施行
平成28年	アルコール健康障害対策推進基本計画策定
平成28年	日本アルコール・アディクション医学会設立

病院にアルコール病棟が開設された．昭和56年，大阪市に小杉クリニックが開設され，アルコール依存症の外来での治療が始まった．昭和61年，都内に周愛クリニックが開設されている．その後，クリニックでのアルコール依存症治療が徐々に広がっていった．

昭和50年にはAA（アルコホーリクス・アノニマス）がわが国にも誕生した．こうして，断酒会に加えてAAが自助グループとして回復

を支えることになる．昭和53年，三ノ輪マックが開設され，単身のアルコール依存症患者支援が強化された．

政策面では，昭和52年に厚生省にアルコール研究班が組織され，昭和54年にアルコール中毒診断会議報告が提出された．報告書によると，アルコール関連問題対策を，一般国民，大量飲酒者，アルコール依存症者，アルコール依存症回復者に分類し，それぞれに対応策を示した．酒害予防対策として，適正飲酒の普及，相談・指導，医療，再発防止を対象に応じて，総合的に推進する必要があるとしている．これにより，わが国の対策の基盤ができた．同時期に精神衛生センターにおいて酒害相談指導事業が始まり，同センターが酒害相談，酒害予防普及などを行う機関となった．翌昭和55年にはアルコール健康医学協会が設立された．また，昭和57年にはアルコール問題全国市民協会（ASK）が設立されている．

昭和60年，公衆衛生審議会から意見が提出された．①予防対策の充実・強化，②地域包括医療体制の整備・確立，③社会復帰対策の確立，④アルコール関連問題対策連絡協議会の設置，⑤教育・研修の充実，⑥研究体制等の確立が具申され，医療型アルコール対策から予防や社会復帰を含めた包括的対策へと方向性が打ち出された．平成3年，WHO，厚生省，アルコール健康医学協会により，アルコール関連問題国際専門家会議が開催された．ここで，未成年者・高齢者・女性の飲酒問題，職場・交通事故・犯罪における飲酒問題などが話し合われた．

平成5年，公衆衛生審議会の提言により，①健康教育，未成年者飲酒問題への対策，②酒類の宣伝・広告対策，③アルコール飲料の販売形態，④研修体制について示された．このように，現在指摘されている問題は，すでに当時から問題とその対策の必要性が指摘されていたことがわかる．問題はわかっているけれど，実際に問題解決に向けた動きにはつながっていなかった．当時から指摘されていたアルコール関連問題は今日まで続いている．

学会活動は，昭和40年にアルコール医学会の設立に始まる．同学会は，その後，日本アルコール・薬物医学会と改称された．その後，平成5年に設立された日本アルコール精神医学会などと統合して，平成28

年，日本アルコール・アディクション医学会となった．一方で，昭和54年，日本アルコール医療研究会が設立され，その後，日本アルコール関連問題学会となった．平成2年，日本嗜癖行動学会が設立された．アルコール関連問題に関する全国的な学会としては，紆余曲折を経て，現在3学会がある．その他，平成2年に日本アルコール看護研究会が誕生し，平成14年に日本アディクション看護学会となった．

　平成5年の公衆衛生審議会の提言から20年の時を経て，平成25年12月にアルコール健康障害対策基本法が成立し，翌平成26年6月に施行された．これを受けて，平成28年5月にはアルコール健康障害対策推進基本計画が策定された．アルコール関連問題に関して，国を挙げて具体的な取り組みが始まろうとしている．このことはアルコール関連対策において画期的な出来事であり，これまで遅々として進まなかった包括的な対策の実行が期待される．実効性のある対策として成就するか，あるいは過去の対策同様に終わるか，これからが正念場である．

2 ▶ 久里浜方式について

　わが国では「アルコール依存症は治らない病気」とされ，医療も治療を提供するということはなく，長年飲酒を防ぐための収容が唯一の対応であった．このような状況で，昭和38年に国立療養所久里浜病院に専門病棟が設置された．その後，昭和50年からのアルコール中毒臨床医研修事業として研修が始まり，翌51年から保健師，57年から精神保健福祉士なども研修対象とされ，今日まで続いている．こうして，「久里浜方式」は，アルコール依存症治療の「標準モデル」として全国に普及していった．

　「久里浜方式」では，患者は，任意入院の形態で開放病棟に入院し，集団プログラムに参加する．プログラムは，心理教育，集団精神療法，作業療法，運動療法などからなり，患者はすべてのプログラムに参加する．入院は解毒を行うⅠ期治療と集団精神療法を中心としたⅡ期治療からなり，期間は一律に3カ月程度と決められている．病棟内に自治会（患者会）が組織され，入院生活を自主的に運営する．外泊もプログ

表5　久里浜方式（ARP）

- 断酒を目標として，患者の同意を得て入院
- 入院期間を一律に設定する（2〜3カ月）
- 入院患者は同じアルコール依存症者で構成
- 解毒治療のⅠ期と，行動修正のⅡ期に区別
- 患者は自治会を組織し，日課を自主的に運営
- 各種集団プログラムにすべて参加
- 原則として入院治療は開放病棟で実施
- 外泊も日課
- 集団生活で規則正しい生活習慣を体得
- 退院後の通院，抗酒薬，自助グループを強調

表6　わが国のアルコール依存症治療

- 心理社会的治療
  1. 集団精神療法（ARP）
  2. 自助グループ（断酒会，AA，NA）
  3. リハビリ施設（ダルク，マック）
  4. 認知行動療法（動機づけ面接法，認知行動的スキルトレーニング，随伴性マネジメントなど）
  5. その他，作業療法，家族療法，運動療法，内観療法，森田療法，SST など

- 薬物療法
  1. アルコール離脱予防
  2. 抗渇望薬（アカンプロサートなど）
  3. 抗酒薬（ジスルフィラム，シアナミドなど）
  4. 随伴する精神症状に対する治療

ラムの一環とされ，退院後は外来通院，抗酒薬服用，自助グループ参加を継続する．以上の特徴を備えた入院治療は，「久里浜方式」あるいはARP（Alcoholism Rehabilitation Program）と呼ばれ，この方式が，わが国のアルコール依存症治療の「基本形」として，全国のアルコール依存症医療機関において実施されてきた[7]（**表5**）．加えて，一部の医療機関では，SST，内観療法，森田療法など独自の取り組みも行われてきた．

アルコール依存症治療として実施されている主な治療について**表6**に示す.

これまでの「久里浜方式」を中心とした集団入院治療によって，依存症患者の回復が支えられてきたことは事実であり，一律の集団的な治療が効果的であった患者も少なくなかった．しかし，最近の依存症患者は，多症状，多問題を抱えた複雑な事例が当たり前になっており，多様性が顕著となっている．また，攻撃的なタイプから引きこもりタイプに変化してきている印象が強い．動機づけのレベルに応じた柔軟な治療を個別に検討されることが推奨されている．

ちなみに，薬物依存症の治療は，このアルコール依存症のARPを一部の医療機関で活用する形で行われた．それ以外は，閉鎖病棟での隔離処遇により対応されてきた．

その後，久里浜病院（現・久里浜医療センター）では，「新久里浜方式」，さらには「GTMACK」として，認知行動療法を中心としたプログラムに移行しているが，現在もARPを治療の中心としている医療機関は少なくない．

これまでのアルコール依存症治療の特徴と問題点

これまでの依存症治療の問題点を挙げると**表7**のようになる．かつて，医療現場ではスタッフ間で次のようなやり取りが行われることがしばしばみられた．「否認が強いから回復しない」，「もっと底をつかないとダメだ」，「依存症患者は治療が続かない」，「もっと痛い目に遭わないとや

表7 これまでのわが国の依存症治療の問題点

1. ミーティングへのつなぎが唯一絶対的であった
2. 治療者側の枠に患者を合わせていた
3. 治療枠に適応できない患者は排除された
4. 治療がうまくいかないと原因は患者に帰された
5. 治療者側が提供できる手段は限られていた
6. 患者の動機づけに関係なく一律の治療であった
7. 患者が指示通りに応じないと対決していた
8. 対等な立場というよりは指示的・教示的であった

められない」,「また入院させてどうするのですか」などである.

依存症治療における「神話」として,原田が指摘している内容[8]を基に示す.これまで「当然のこと」と治療者に信じられてきた考えが実は何の根拠もなかったことに驚かされる.

① 「依存症の治療には『底つき』が必要である！」

治療者は,これを理由に動機づけをせずに患者を放置してきた.単に援助を断ち切って患者につらい思いを強いる方法にエビデンスはなく,非常に危険である.

② 「回復にはミーティング（自助グループ）しかない！」

治療者は,これを理由に自助グループにつながらない患者を排除してきた.自助グループは有効であるが,他に同等の有効性が認められている治療法がある.

③ 「自分から治療を受ける気持ちにならないとダメ！」

治療者は,これを理由に動機づけすることを怠ってきた.動機づけこそが重要である.強制的な治療であっても効果は期待できる.

④ 「依存症の治療は続かない！」

治療者は,治療中断の原因を患者に帰していた.依存症は慢性疾患である.糖尿病など他の慢性疾患でも同程度の脱落率である.治療継続のために治療者側が配慮することが求められる.

⑤ 「何が何でも断酒を目指すしかない！」

これをにわかに受け入れられない患者は,治療から排除されてきた.このような患者には害を減少させる方法（ハームリダクション）から試みることが自然であろう.アルコール依存症の場合,「断酒が望ましいか節酒が望ましいか」ではなく,断酒の決心がついていないのなら,まず節酒から取り組んでみましょう,という現実的な考えである.最終的には断酒の継続が目標となることはいうまでもない.あまり断酒にばかり囚われることで,回復にとって大切なものを見落とさないように注意が必要である.

このような状況にあったわが国の依存症治療には,今では理解に苦しむルールや方針が当たり前のこととして引き継がれていた.当センター

のみならず，他の医療機関でもみられた対応として，「患者には厳しく対応しなければならない」，「簡単に要求を認めたら要求が拡大するからダメ」，「病棟を居心地よくしてはいけない」，「自助グループに毎日通わなければ入院させない」などとされ，再飲酒したら一律に48時間隔離室で内省するプログラムもあった．「入院中○○回飲酒したら強制退院」と決められていた医療機関もあった．依存症患者に対して，「支援」ではなく「矯正」を念頭に置いていたように思う．重症患者ほど手厚い支援が必要であるはずだが，逆に治療の場から排除されていなかったか，症状である再飲酒をした患者に対して，治療者が陰性感情を募らせていなかったか，を自問しなければならない．

　ある入院中のアルコール依存症患者が，「正直になれば回復する」と教えられていたこともあり，担当スタッフに1週間前の外泊中に缶ビールを1本飲んだことを自ら告白した．患者は自動的に48時間の隔離処遇とされた．患者は，「これは罰ではありませんよ．内省プログラムです」という説明に納得できたであろうか．これでは，患者に「正直になったら損をする」ということを身をもって経験させただけであり，治療的ではない．倫理的にも問題があったと思われる．

　どうしてこのようなことが行われてきたのであろうか．当時の治療スタッフが意地悪であったとは思えない．真面目で熱心なスタッフほど厳しかった印象は否めない．そのような対応が治療的に正しいと信じられていたのである．最近になって，どうしてあのような対応やルールが罷り通っていたのかがわかった．依存症，特に薬物依存症患者の入院治療は，「刑務所をモデル」にしていたと考えると納得がいく．刑務所に準じた対応が治療的であると信じられていたのではないだろうか．これらの対応には，有効性に何ら根拠はなく非科学的である．海外で豊富なエビデンスのある手法がわが国に入ってきたのは，ずいぶん遅れてのことである．

　依存症は病気である．説教したり懲らしめたりしてよくなる病気はない．刑務所は懲らしめるところである．決して病気をよくするところではない．依存症からの回復を望むのであれば，治療者は依存症者を病者

として関わる必要があることはいうまでもない．

　これまでのわが国の依存症治療は，入院治療を中心として，自助グループや回復施設につなぐことを目的にプログラムが組まれてきた．ただし，容易につながるものではなく，つながれなければ，それ以上の手立てを持ち合わせていなかった．

　新たに登場したのが認知行動療法的アプローチであり，動機づけをいかに進めていくかが重要な課題となる．ミーティング至上主義（自助グループ的ミーティングに頼りすぎ）から，エビデンスに基づいた治療へと大きく舵が切られ始めている．現在，認知行動療法的スキルトレーニング，動機づけ面接法，随伴性マネジメントなどを取り入れた治療が導入され，広がりつつある．

　依存症に否認があるのは当然であり，底つきを待つのではなく，動機づけを積極的に行う．治療の中心は認知行動療法的スキルトレーニングであり，患者のハイリスク状況を明らかにして，適切な対処法を身につける．「依存症は慢性疾患である」という認識に立って，患者が「治療から脱落しないように配慮する」ことが大切である．

3 新たなアルコール依存症治療の導入

エビデンスに基づいた心理社会的治療

　これまでのわが国のアルコール依存症治療は，入院治療を中心として，自助グループやリハビリ施設・中間施設につなぐことを目的にプログラムが組まれてきた．ただし，容易につながれるものではなく，つながることができなければ，それ以上の手立てを持ち合わせていないのが実情であった．

　そこで，新たに登場したのが認知行動療法的アプローチであり，動機づけをいかに進めていくかが重要な課題になっている．ミーティング至上主義（自助グループ的ミーティングに頼りすぎ）から，エビデンスに基づいた治療へと大きく舵が切られ始めている．現在，認知行動療法的スキルトレーニング，動機づけ面接法，随伴性マネジメントなどを取り入れた治療が導入され，広がりつつある．

　新たな治療の考えは，「依存症に否認があるのは当然であり，底つきを待つのではなく，動機づけを積極的に行う．その際に，動機づけ面接法や随伴性マネジメントなどを使った介入を行う．治療の中心は認知行動療法的スキルトレーニングであり，患者のハイリスクな状況を明らかにして，欲求を刺激して再使用のリスクを高める引き金（トリガー）を，日常生活から排除して適切な対処法を身につける．自助グループでのミーティング参加継続はもちろん重要であるが，参加できない場合でも使用できる有効な治療手段から積極的に導入する．『依存症は慢性疾患である』という認識に立って，患者が『治療から脱落しないように配慮する』ことが大切である」，となろう．

表8 米国国立薬物乱用研究所(NIDA)の効果的な治療の原則

1. すべての患者に適切な治療はなく個別の対応を要する
2. 治療はいつも利用できなければならない
3. 薬物使用にのみ焦点づけず多様なニーズに対応する
4. 患者のニーズが変われば治療計画は変更する
5. 治療を一定期間続けることは非常に重要である
6. カウンセリングなどの行動科学的治療は重要である
7. 薬物療法は行動科学的治療と組み合わせて有効となる
8. 併存疾患のある患者には統合的な治療が必要である
9. 医学的な解毒は長期間の薬物乱用には効果がない
10. 治療は自発的でなくても効果が期待できる
11. 治療プログラムには感染症検査を導入する
12. 回復には時間がかかりさまざまな治療が繰り返される

　依存症治療の先進国である米国国立薬物乱用研究所(National Institute of Drug Abuse: NIDA)が提唱している物質使用障害治療の原則(**表8**)によると，①すべての患者に適切な治療はなく個別の対応を要する，②治療はいつも利用できなければならない，③薬物使用にのみ焦点づけず多様なニーズに対応する，④患者のニーズが変われば治療計画は変更する，⑤治療を一定期間続けることは非常に重要である，⑥カウンセリングなどの行動科学的治療は重要である，⑦薬物療法は行動科学的治療と組み合わせて有効となる，⑧併存疾患のある患者には統合的な治療が必要である，⑨医学的な解毒は長期間の薬物乱用には効果がない，⑩治療は自発的でなくても効果が期待できる，⑪治療プログラムには感染症検査を導入する，⑫回復には時間がかかりさまざまな治療が繰り返される，とされる[9, 10]．

　また，米国マトリックス研究所が提示・実践しているマトリックスモデルでは，①すべての依存者は治療に両価的な思いをもっていると心得る，②最初の問い合わせ電話に迅速・積極的に対応する，③最初の予約をできるだけ早い時期に入れる，④治療プログラムについて明確なオリエンテーションを提供する，⑤患者に選択肢を与える，⑥患者に敬意をもって接する，⑦治療者は患者に共感をもって懸念を伝える，⑧否認や

表9　マトリックスモデルの治療の原則

1. すべての患者は治療に両価的な思いをもっていると心得る
2. 最初の問い合わせ電話に迅速・積極的に対応する
3. 最初の予約をできるだけ早い時期に入れる
4. 治療プログラムについて明確なオリエンテーションを提供する
5. 患者に選択肢を与える
6. 患者に敬意をもって接する
7. 治療者は患者に共感をもって懸念を伝える
8. 否認や抵抗とは戦わない
9. 正の報酬を用いて治療参加を強化する

抵抗と戦わない，⑨正の報酬を用いて治療参加を強化する（随伴性マネジメント），などが挙げられている（表9）．そして，尿検査は治療効果の評価にのみ利用される[11, 12]．

　これらの実証的な根拠に基づいた指針は，治療者側が患者に対して敬意をもって積極的に治療的サービスを提供し，患者が治療から脱落しないように十分配慮するというものである．また，治療者側は，患者に合った治療の選択肢を用意しておく必要があるとされる．

　具体的な治療モデルとして，現在わが国に取り入れられているのはマトリックスモデルである．包括的な中枢神経刺激薬依存症の外来治療プログラムであり，アルコール依存症にも有効性が確認されている．治療の有効性に関する豊富なエビデンスがあり，アジアも含め米国以外でも取り入れられている．

　マトリックスモデルの特徴としては，治療継続性を重視し，乱用が止まらない責任は患者側にではなく，援助者側にあると考える．尿検査はあくまで治療状況を把握するために行い，警察には絶対に通報しない．プログラムでは明るく受容的な雰囲気を重視する．具体的には，週3日×16週間，ワークブックを用いて具体的な「やめ方」を集中的に学ぶ，というものである．そして自助グループに通うことが組み込まれる．

　治療手法を整理すると，新たな治療手法として，認知行動療法的スキルトレーニング，随伴性マネジメント，動機づけ面接法があり，従来か

ら行われていた治療手法として，家族教育，自助グループ，個別カウンセリング，尿検査（モニタリング）などである．これらを包括的に組み合わせていることが特徴である．

このマトリックスモデルを手本として，わが国に適するように開発されたのが，SMARPP（Serigaya Methamphetamine Relapse Prevention Program：スマープ）である．依存症患者が外来治療から脱落することを防ぐ目的で始められ，集団での勉強会形式なので参加しやすい．経験の浅い治療スタッフでも，一定の成果を上げられる．医療機関に限らず，どこでも実施可能であり，現在，精神科医療機関（医療観察法病棟を含む），精神保健福祉センター，司法機関，ダルクなどでも実施されている．SMARPPの最大のメリットは，ワークブックを使って，誰でもどこでも介入できることである．医療機関以外でもサービスを提供できることの意義は大きい．

海外で実践されている心理社会的治療

海外で実施されているエビデンスに基づいた治療技法の中から，主なものを取り上げて紹介する．

1 ▶ 動機づけ面接法 [13, 14]

動機づけ面接法は，ミラーとロルニックによって開発された介入法で，治療への動機づけを高めるための認知行動療法的技法である．「やめたい」，「やめたくない」という矛盾点を意図的に拡大し，本人の「やめたい」方向を選択的に強化する．

実際には，変化の方向へ向かう具体的な発言（チェンジトーク）を積極的に引き出す対応を行う．チェンジトークが多ければ多いほどその方向に行動が変化する，というエビデンスに基づいた戦略を採る．傾聴を重視して抵抗への対決を回避するため，否認の強い患者にも有効である．また，指示的で直面化を多用する方法より有効である．専門的な技法であるが，対応の概要やスタンスを知っているだけでも治療的に有用である．

2 ▶ 認知行動療法的スキルトレーニング

　対処スキルトレーニングは，認知行動療法の中心となるものであり，個人に特有の危険な状況を明らかにして，それを回避したり，積極的に対処したりする治療技法である．

　たとえば，飲み仲間や飲食店からの電話やメール，飲酒していた環境，繁華街，週末，給料日，ストレスが高まった時，淋しい時，暇な時など，自分が飲酒しやすい状況を知り，その対処を行う．患者は危険な状況や刺激に無頓着であることが多い．熱心に治療に通いながら，かつて飲酒していた場所に出入りしていてはやめることはできない．危険な状況を意識することなく飲酒してきた行動を，別の適応的行動に置き換える．

3 ▶ 随伴性マネジメント

　随伴性マネジメントとは，治療の脱落を防止し，動機づけを維持するための行動療法的技法であり，治療に参加するたびに報酬を与える．報酬が除去されると効果は消失するため，動機づけ面接法を併せて行う．罰と報酬を適切に提示・実行することで効果が得られるが，罰より報酬が人を動かす．

　当センターでは，報酬に特化して「ごほうび療法」と名付けて実践している．

4 ▶ 12 ステップアプローチ

　最初の自助グループであるアルコホーリックス・アノニマス（AA）は，米国で 1935 年に設立され，現在，世界的に最も普及している治療モデルである．ミーティングに継続して参加することにより，社会的支援を強化し，依存症に対処する方法論を学び，スピリチュアリティへの理解を促していく．回復の経験から得られた多くの知恵と哲学に裏付けられている．AA は組織化されず匿名性を重んじ，個人参加が基本である．薬物依存症者には NA（ナルコティクス・アノニマス）がある．

　自助グループは，同じ問題をもち苦しんでいる人たちだからこそ共感しやすく心を開きやすい．心を開ければ信頼関係を築いていくことが可能であり，人に癒されるようになる．依存症患者は，人に癒されるよう

にならなければアルコールや薬物に酔うことを手放すことはできない．回復を望むのであれば，自助グループに通い続けることである．

5 ▶ コミュニティ強化と家族訓練（CRAFT）[15]

CRAFT（Community Reinforcement and Family Training）は，家族などを介して，治療を拒んでいる依存症患者を治療につなげる認知行動療法プログラムである．動機づけ面接法と同様に直面化などの対立的手法を用いず，患者と良好な関係を築き動機づけを高める．そのために，参加者の心理機能の改善と，受容と共感を徹底したコミュニケーション技術の向上を進める．患者との良好な関係を基盤として患者を治療に惹きつける手法である．

動機づけ面接法的なアプローチを基本として家族に教育し，家族から依存症者本人に働きかける方法であり，これまでの手法に比べて有効性にエビデンスがあるとされている．

6 ▶ トランスセオリティカルモデル（TTM）[2]

動機づけの程度によって適した対応を考えるためには，トランスセオリティカルモデル（TTM）が有効である．これは，まだ問題を認識していない「無関心期」，問題に気づいているが行動を起こすことに迷っている「関心期」，行動を起こそうと計画を立てている「準備期」，変化のための行動を起こしている「実行期」，変化を維持するための行動を続けている「維持期」の5つの動機づけの段階に分けられる．

患者がどの段階にあるかを評価し，それぞれの段階に適した有効な介入を行うものである．それぞれ異なる動機づけの段階の患者に，段階に応じた適切な介入を行う．この手法により，一律に同じ治療介入やプログラムを行うことよりも高い効果が期待できる．ここでも重要なことは，直面化や対決を排除して，「患者が問題に気づき，変われるという自信（自己効力感）を高めること」である．

埼玉県立精神医療センターでの依存症治療の実践

埼玉県立精神医療センター（以下，当センター）の依存症治療は，

1990年4月の病院開設に始まる．それまで，県立の精神科病院をもっていなかった埼玉県では，民間病院で対応することが難しいとされる疾患・事例を主な治療対象とするべくスタートした．3つある病棟の1つが中毒性精神疾患を対象とする40床の閉鎖病棟であった．

当初，アルコール依存症には，「久里浜方式」の集団教育プログラムを主とした治療を任意入院で行うこととされ，薬物依存症には解毒と中毒性精神病の治療を行うこととされた．しかし，開設して早い時期に，薬物依存症患者からプログラムに参加したいという希望があり，結局アルコールと薬物を分けることなく依存症治療を行う病棟として機能するようになった．集団プログラムは依存症の共通点を意識して強調し，アルコールと薬物の違いを意識しないで参加できる工夫を行ってきた．こうして，アルコール依存症患者と薬物依存症患者は，同じ依存症患者として対応してきた．

標準的なプログラムは，久里浜方式を採用している他のアルコール依存症病棟と同様に，当初は一律3カ月間としていた．その後，解毒期間のⅠ期が不定期，依存症治療プログラムに参加するⅡ期が8週間と

図1 当センターの入院治療のシステム

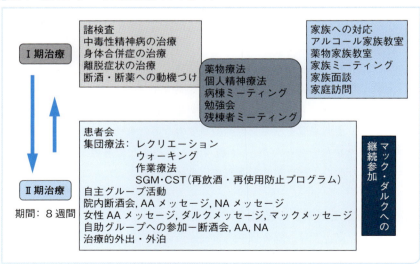

変更されて今日に至っている（**図 1**）．

　そして，何より大きく変わったのは，個別の治療メニュー主体で入院治療を行うようになったことであろう．標準的なプログラム（**表 10**）を必ずしも入院患者全員が行うわけではなく，その患者に応じて必要な期間，必要な治療を行うようになっている．中には動機づけを主目的に入院する場合もある．断酒の決心ができていないアルコール依存症患者も，必要であれば入院する．併存する精神疾患のメンテナンス目的の入院も受け入れている．

　かつての依存症治療は，入院治療で行われることが主であった．しかし，現在は依存症治療の一時期を病棟で行うという理解であり，入院しなければ治療できないということではなくなっている．依存症患者は多様性が顕著になっているが，依存症の治療も多様性・柔軟性が必要であることから，これは当然の傾向といえよう．

　このような状況の中，治療の比重は外来に移行しつつある．かつては，入院して集団教育プログラムに参加しないと依存症治療を十分受けられない状況であったが，現在は，外来でのミーティング，外来勉強会などを用意しており，さまざまな介入ツールにより外来診察場面でも対応は可能になっている．

　当センターでは，依存症治療が患者に受け入れやすくするために工夫を重ねてきた．ちょっとした工夫で，治療者の患者に関わるスタンスが変わることを実感している．また，治療関係が対決的ではなく協調的となり，治療者は患者のよいところを積極的にみつけて評価することが日常的になっている．治療者の変化が，患者への対応の変化につながり，患者の自尊感情を高め，治療の場を明るく穏やかなものにしている．これまで，治療が滞る原因を患者の意欲のなさ，モチベーションの低さに押しつけがちであったが，「治療者が変わることで患者が変わる」という当たり前のことに気づかされる．具体的な工夫について以下に示す．

1 ▶ 「ようこそ外来」の徹底

　当センターでは，依存症外来を「ようこそ外来」として，患者が治療から脱落しないサービスと工夫を行っている．患者に対して陰性感情を

3章 ● 新たなアルコール依存症治療の導入

表10 当センターの依存症病棟プログラム [プログラム時間] AM 10:00～11:00　PM 14:00～15:00

2015. 3改訂

	曜日		月曜日	火曜日	水曜日	木曜日	金曜日	土曜日
第1	日曜日 AA来院 18:30～20:00	AM	酒歴・薬歴発表 or SGM	シーツ交換、環境整備、体重・血圧測定 《病棟LIFE》 (外来ミーティング)	勉強会	作業療法 (外来LIFE) (体力測定)	CST	断酒会来院 9:30～11:00
		PM	個別活動	断酒会参加（イコス上尾）※療養援助 アルコール家族教室	(外来LIFE) 薬物家族教室 (5・7・9・11・1・3月)	レクリエーション (体育館使用) ウォーキング (外来ミーティング)	個別活動	個別活動
第2	AA来院 18:30～20:00	AM	酒歴・薬歴発表 or SGM	シーツ交換、環境整備、体重・血圧測定 外来ミーティング	勉強会	ウォーキング反省会	CST	個別活動
		PM	断酒会紹介 14:00～15:00 (6・9・12・3月)	スマイルイベント or レクリエーション（体育館使用） アルコール家族教室	ダルクメッセージ 15:00～16:00 薬物家族教室 (5・7・9・11・1・3月) (外来LIFE)		個別活動	個別活動
第3	AA来院 18:30～20:00	AM	酒歴・薬歴発表 or SGM	シーツ交換、環境整備、体重・血圧測定 《病棟LIFE》 (外来ミーティング)	勉強会	作業療法 (外来LIFE)	CST	断酒会来院 9:30～11:00
		PM	個別活動	断酒会参加（イコス上尾）※看護 NAメッセージ 19:00～20:00 アルコール家族教室	栄養指導 (5・7・9・11・1・3月) 山谷マックメッセージ (4・6・8・10・12・2月) 薬物家族教室 (5・7・9・11・1・3月) 女性メッセージ 19:00～20:00 (外来LIFE)	スマイルイベント or レクリエーション (体育館使用)	個別活動	個別活動
第4	AA来院 18:30～20:00	AM	酒歴・薬歴発表 or SGM	シーツ交換、環境整備、体重・血圧測定 外来ミーティング	勉強会	作業療法 (外来ミーティング)	CST	断酒会来院 9:30～11:00
		PM	AA紹介 14:00～15:00 (6・9・12・3月)	レクリエーション（体育館使用） アルコール家族教室	さいたまマックメッセージ 薬物家族教室 (5・7・9・11・1・3月) (外来LIFE)	レクリエーション (室内作業)	個別活動	個別活動
第5	AA来院 18:30～20:00	AM	酒歴・薬歴発表 or SGM	シーツ交換、環境整備、体重・血圧測定 《病棟LIFE》 外来ミーティング	勉強会	作業療法 (外来ミーティング)	CST	断酒会来院 9:30～11:00
		PM	個別活動	SGM	(外来LIFE)	レクリエーション (体育館使用)	個別活動	個別活動

★朝のミーティング 8:45～9:00　(患者会) 9:00～9:15 (スタッフ含む)　★夜のミーティング (月)～(土) 19:00～20:00

もたず歓迎の意を伝え，再飲酒や薬物の再使用を決して責めず，対処法を検討することに重点を置く．たとえば，依存症治療において患者の同意のない入院はないこと，覚せい剤の再使用があっても通報しないことなどを保証し，受診に伴う不安を軽減する[16]．治療者は，治療継続に最大限配慮した対応を日常的に行いつつ，ワークブックや小冊子，モニタリング手帳などのツールを活用し，治療の動機づけを行う．このような工夫により，ある依存症専門外来での覚せい剤依存症外来継続率（3カ月間）が36～39％と報告されている状況で，当センターでは87％にまで高めることができている[17]．

特に初診時の対応はきわめて重要である．患者が受診に抵抗があったり，強い不安や敵意をもっていたりすることもある．受診前に家族や周囲の人たちから叱責を受けたり，他の機関で門前払いされたりしていることも少なくない．治療者が，「ようこそ．よく来られましたね」という態度で患者を迎えることの重要さを，強調してもしすぎることはない．

外来治療を行うにあたって留意することは，①来院したこと自体を評価・歓迎する，②本人が問題に感じていることを聞き取る，③本人がどうしたいか，に焦点をあてる，④飲酒によって起きた問題点を整理する，⑤アルコール依存症についての知識を提供する，⑥依存症は慢性の病気であり治療継続が重要であることを伝える，⑦外来治療が続くよう治療者側が十分配慮する，⑧必要であれば入院を検討するが無理強いしない，⑨家族には苦労をねぎらい家族会・家族教室などへつなぐ，などである[18]（**表11**）．

直接アルコール依存症に関してではないが，依存症の治療スタンスとして重要であると思われるので，薬物依存症に対する当センター外来での対応について説明しておきたい．先に述べた覚せい剤使用についてである．

患者が信頼関係の上に安心して正直に話せることが大切であり，覚せい剤使用・所持については医療者に通報の義務はない．通報するか否かは医師の裁量に委ねられている．当センターでは，「再使用は依存症の症状として捉え通報はしない」旨，保証して治療を行っている．これによって，治療関係は格段に深まる．薬物の再使用は，責められるべき

3章 ● 新たなアルコール依存症治療の導入

表11　外来初診時の留意点〜ようこそ外来のすすめ〜

1. 外来に来たこと自体をまず評価・歓迎する
2. 覚せい剤使用については通報しない保証をする
3. 本人が問題に感じていることを聞き取る
4. 本人がどうしたいかに焦点をあてる
5. これまでに起きた問題点を整理する
6. 依存症について説明する
7. 病気であり治療が必要であると強調する
8. 外来で治療を続けられるように最大限配慮する
9. 必要であれば入院を勧める
10. 家族には，家族教室・家族会を勧める

「道徳的問題」ではなく，依存症の「症状の出現あるいは悪化」として捉え，どのように対処するかを一緒に考えていく．そのためには，患者が躊躇なく再使用したことを話せる治療環境を保つことが不可欠である．依存症治療の場は，安心できる安全な場でなければ機能しないと考えている[16]．

　このようなスタンスで外来治療を行うと，患者が安心して正直な思いを話すことができ，治療からの脱落を防ぐことができる．これは何も覚せい剤に限定した問題ではない．アルコール依存症患者は，飲酒に関連してさまざまな問題を引き起こすことが多い．この問題にばかり囚われて，問題をことさら強調して直面化したり，患者を責める態度を取ったりしやすい．飲酒問題を，責められるべき「道徳的問題」と捉えていないか，自問してみる必要がある．依存症の改善なくして，飲酒問題だけをなくすように伝えてもナンセンスである．飲酒問題は責められるべき問題ではなく，ともに改善を目指すアルコール依存症の症状であることを忘れてはいけない．責めることで改善はしない．飲酒問題を責め立てると患者は自責的となり苦しくなって再飲酒に向かう．この問題に対する治療者のスタンスはことさら重要であると考えている．

2 ▶ LIFEプログラムの実践[17, 18]

　当センターでは，SMARPPなどの許可を得てワークブックを作成し，

外来にて薬物依存症再発予防プログラム「LIFE」として，2008年より実施している．対象は，通院中の薬物依存症患者である．ただし，アルコール依存症の治療においても大切なことを示唆していることから，敢えてこのプログラムについて述べておきたい．

LIFEプログラムは，週1回のワークブックを用いたグループワーク（90分）で，外来診察を合わせて実施する．基本は全36回9カ月のプログラムであるが，9カ月が終わっても参加は自由である．

内容としては，ワークブックを使って正しい知識を身に着けること，欲求を高める危険な引き金へ対応できるようにすること，自己を知り自己肯定感を高めること，など多彩な内容を盛り込んでいる（**表12**）．

このセッションに入る前に，「この1週間をどのように過ごしたか」を1人ずつ話してもらう時間がある．そこで，たとえばメンバーの1人が，「実は3日前にまた覚せい剤をやってしまいました」と話したとする．他のメンバーやスタッフは決して責めることはない．時には，「おめでとう」と笑顔で拍手が沸き起こる場合もある．「どうして薬物を使っておめでとうなんだ」と怒る人もあるだろう．しかし，薬物を使っても治療の場に来られたことが賞賛に値するのである．薬物を再使用すると，多くの患者は自責的になったり自暴自棄になったりしてしまう．平気な顔をしていても，患者は傷つき反省している．失敗したと感じて自分を恥じて孤独になり，治療の場に来られなくなったり，引きこもっ

表12 LIFEプログラムの概要

<対象者> 通院中の薬物依存症患者（DSM-IV-TR）
　①断薬ができない
　②刑務所出所直後など，再使用のリスクが高い
<方法>
・週1回，90分のワークブックを用いたグループワーク
・ワークブックは，SMARPPを中心に国内複数の機関から提供を受けた内容を取り込んで作成
・週1回の効果測定目的の尿検査と外来診察
・全36回（約9カ月間）を終了後も参加可能
・希望者は随時参加

て使い続けたりしてしまう．そして悪化していく．死に至る場合もある．彼ら彼女らには，再使用しても「おめでとう」と笑顔で受け入れてもらえる場所が必要である．そして，再使用を正直に話せる場所が必要である．正直に話して責められるのであれば，正直になることは難しくなる．そして孤立する．

　再使用しても受け入れてもらえる場所，決して責められない場所と仲間が回復には必要である．再使用しても治療に来られたこと，再使用を正直に話せたことが賞賛される所以である．治療の場はそのような場所でなければならない．現在薬物使用が止まっているかどうかよりも，正直になれているかどうかが，依存症からの回復の目安になる．LIFE の場が温かく癒される場所になるよう，すべての治療スタッフが心がけている．

　LIFE では，通院していても断薬できていないか再使用リスクが高い患者を対象としており，参加者の80.0％に再使用を認めた．外来治療継続率は75.6％（34/45）であり，自己中断例以外では，逮捕，ダルク入所，死亡であった．終了時点（9 カ月）での3 カ月以上の断薬率は61.5％であったが，途中で中断した例では25.0％にとどまった（**表13**，**図2**，**3**）．断薬継続のためには，9 カ月を超える長期に継続したプログラム参加が必要であり，LIFE-mini，LIFE-note などの補助介入ツールの活用，随伴性マネジメントや動機づけ面接法などの治療技法の活用，

表13　LIFE プログラムの治療結果

断薬率 （3 カ月以上）	継続参加 9 カ月以上群	61.5％（8/13）
	継続参加 9 カ月未満群	25.0％（8/32）
治療継続率	継続参加 9 カ月以上群	100.0％（13/13）
	対象者全体	75.6％（34/45） 自己中断 2．逮捕 4．ダルク入寮 3．死亡 2
LIFE 参加中の再使用率		80.0％（36/45）
参加率	継続参加 9 カ月以上群	77.8％（28/36）
	継続参加 9 カ月未満群	23.6％（8.5/36）

図2 LIFEの参加状況と薬物使用

グレーが参加，青色が欠席，●は1週間以内の薬物使用を示す．
長く続けて参加すれば薬物は止まるようになる（青楕円）。

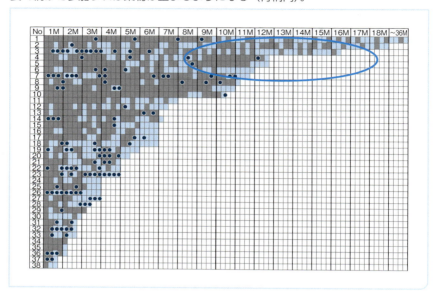

図3 継続参加月数と断薬率との関係

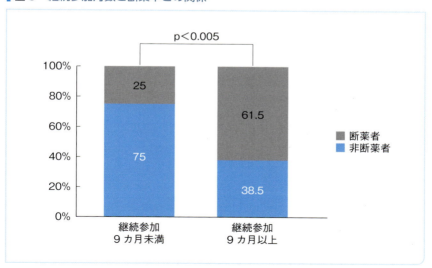

治療的雰囲気づくりなどが有効であると思われる．

　以上の結果から，依存症からの回復には①長期に継続して治療につながっていること，②安心できる居場所と仲間が確保されていること，③正直にありのままの自分を出せるようになること，が重要であると推測される．医療機関内のプログラムであれ，自助グループであれ，リハビリ施設であれ，上記の条件を満たしていることが必要である．

　LIFEなどの集団認知行動療法の治療効果は，技法を身につけること以上に，回復のために一緒に取り組める仲間と居場所が得られるようになることが，治療効果につながっていると考えている．治療者は，治療の動機づけを積極的に行い，治療の継続に十分配慮した対応を続けることが大切である．決して押し付けや強要ではなく，患者の自主性を引き出す対応こそが患者にとって有用である．治療者はここを取り違えてはならない．

　このように考えると，医療機関で実施しているLIFEのような長期集団プログラムは，自助グループやダルクに継続してつながっていることによる効果と同様の効果こそが重要に思える．LIFEの場は知識や適切な対応を身につける場としているが，実は，同じ目的をもったメンバーが通い続けることにより，安心できる安全な居場所と仲間ができることが重要であると考えている．

　それでは，どうすれば継続参加が可能になるのか．参加メンバーに尋ねてみた．「安心して薬物の話ができる場所は他にない」，「ここに来た時だけ，わいわい話したり笑ったりできる」，「LIFE開始前の雑談がいい」，「再使用しても笑い飛ばしてくれる」，「苦しいといわなくてもわかってもらえる」，「仲間が心配してくれたり怒ってくれたりする」，「ヤバくなったらLIFEに行かなきゃと思う」などの意見が語られたが，その中で代表的な意見は，「楽しいから来る．楽しくなかったら誰も来ない」というものであった（**表14**）．

　LIFEプログラムのメリットは**表15**のとおりである．患者中心の原則を徹底し，患者の自尊感情を傷つけない．患者と対決したりコントロールしたりしようとはしない．そして何より，患者に居心地のよい「居場所」を提供できることである．そのために，スタッフが患者に対

表14 メンバーに聞いた「継続参加に必要なこと」

- **楽しいから来る．楽しくなかったら，誰も来ない．**
- 安心して薬物の話ができる場所は他にない．
- ここに来たときだけ，ワイワイ話したり笑える．
- やめたい人だけ来ればよい．
- 仲間に会うと安心する．
- LIFE開始前の雑談がいい．
- 入院しても参加できる．
- 仲間が心配してくれたり，怒ってくれたりする．
- 苦しいといわなくても，何となくわかってもらえる．
- 再使用しても，笑い飛ばしてくれる．
- やばくなってきたら，LIFEに行かなきゃと浮かぶ．

表15 LIFEプログラムのメリット

- 患者中心の原則を徹底する
- 患者の自尊感情を傷つけない
- 動機づけを重視する
- 患者と対決しない
- 患者をコントロールしようとしない
- ワークブックとマニュアルを使用することで経験が浅くても治療的関与はできる
- 患者に対してスタッフが肯定的な見方ができる
- スタッフが積極的に関与できる
- 患者に居心地のよい「居場所」を提供できる

して肯定的な見方ができること，明るい雰囲気づくりを意識することであると考えている．

　依存症患者が，知識や対処法を身に着けたからといって簡単に回復できるものではない．プログラムに通い続けることによって，居場所と仲間ができ，人に癒されるようになった時に，薬物を手放せるのだと考えている．とすると，LIFEは医療機関における自助グループ的要素を活用したプログラムであるといえよう．LIFEも自助グループもダルクも，結局，同じ問題と目的をもつ者にとって，「仲間と居場所ができること」そのものが，回復につながることを示唆している．

　LIFEプログラムを主に薬物依存症の治療を行っている患者は，決し

て多数ではない．しかし，このプログラムがあるためにさまざまな場面での応用につながり，薬物依存症治療の象徴として認知されるようになったことが大きい．また，緊密にスタッフが関わることから，このプログラムを経て回復していく患者の誕生がスタッフへの大きな励みにもなっている．また，卒業生も当たり前に顔を出してくれる．彼らは回復を目指す患者のモデルになっている．

3 ▶ 補助介入ツールの積極的活用〜 LIFE シリーズ〜

　アルコール依存症の治療を外来で続けていく場合，限られた時間で何をしていくかを吟味して臨む必要がある．診療内容としては，前回の外来からの患者の状態の確認，具体的な課題の進行状況の確認，よい点への評価と励まし，懸念される点への対策などを中心に行う．処方薬の調整が必要な場合もあるが，「問題点を処方薬のみで解決しよう」という依存症者特有の考えに加担しては，単なる「処方外来」になってしまう．外来通院の継続自体が容易ではない患者を，外来に引き付けるために何を提供できるか，は治療者側の課題である．

　その工夫の 1 つとして，筆者らは，さまざまな補助介入ツールを開発し活用している．具体的には，治療動機が弱い人のためには，依存症の基礎知識を優しく説明した「LIFE-mini」を，断酒・断薬に向けて多少とも頑張ってみようという意欲のある人には，断酒・断薬手帳である「LIFE-note」を，背景にある心の問題と自助グループ参加の意義を伝えるために「LIFE-recovery」を，本格的に回復のための知識を身に着けたいという意欲の高い人には「LIFE」を，対応に悩む家族には「LIFE-family」を，それぞれ必要に応じて提供している．これらの多くは書き込み形式になっており，主治医だけではなく多職種スタッフともやり取りできるツールとなっている．必要に応じてスタッフが作成したこのようなツールは，すでに 20 種類にもなっている（図 4）．

　患者は，外来での言葉でのやり取りが記憶に残っていないことが多いものであるが，ツールを介することで，状態を確認し，次の目標を具体化し，取り組みを評価することを効率的に進められる．また，患者・治療者相互につながりを実感でき，患者の意欲が高くなる点で有効である

■ 図 4　多彩な補助ツールを介した支援

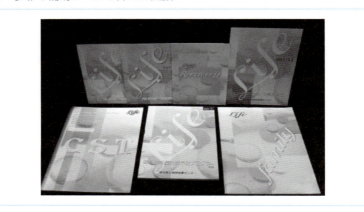

と感じている．

　使いやすい介入ツールがあることで，治療や回復が具体的に実感できること，治療を提供する側も受ける側も治療に関わりやすいことが重要であると考えている．このようなツールを工夫して開発する治療者側も，患者の立場に立って考え楽しく取り組める．

4 ▶ 「ごほうび療法」の積極的導入

　当センターでは，随伴性マネジメントを報酬に特化して，「ごほうび療法」と呼んで積極的に実施している．たとえば，入院中の集団教育プログラムへの参加は，個々のプログラムへの参加ごとに，そのプログラムのシールを配布し「プログラム参加表」に貼ってもらう（図 5）．また，8 週間の標準的なプログラムを終了した患者には「修了証」（図 6）を，入院中に目覚ましいよい変化がみられた患者には「努力賞」（図 7）や「優秀賞」を，退院時に患者・スタッフの前で授与する．月 1 回のウォーキングの際に，自発的に 15 キロの長いコースに挑戦して完歩できた際には「完歩賞」（図 8）を授与する．また，自助グループへの参加 1 回につき 1 個のマグネットを配布し，「自助グループ参加表」（図 9）で誰が何回参加しているかが皆に一目でわかるようにしている．「子どもだまし」のように思われる手法であるが，海外のエビデンスをみる

図5　プログラム参加表

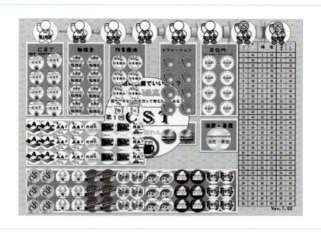

図6　プログラム修了証

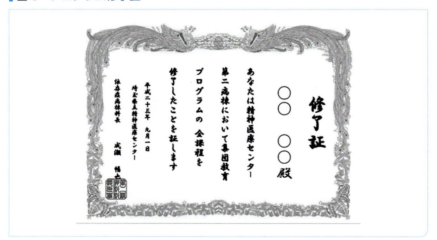

までもなく，明らかに動機づけに有効である．
　外来場面でも，危険な状況を回避できた，規則正しい生活ができている，過量服薬していない，断酒・断薬ができている，自助グループに参加できた，家事が手伝えた，など具体的な課題をクリアできている場合

図7 努力賞

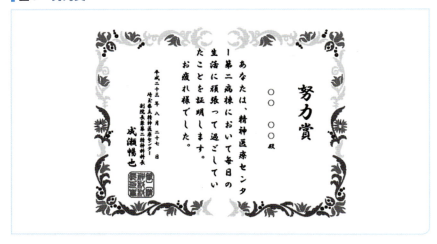

図8 ウォーキングプログラム完歩賞

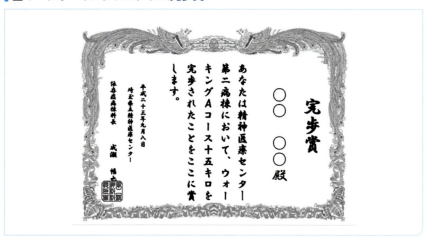

は，治療者から毎回「小さなごほうび」を提供するという随伴性マネジメントを組み込むことで，より治療意欲を高めることができる．診察終了後に握手をして，「お疲れさま．また来てね」という一言が励みになる患者も少なくない．

3章●新たなアルコール依存症治療の導入

図9　自助グループ参加表

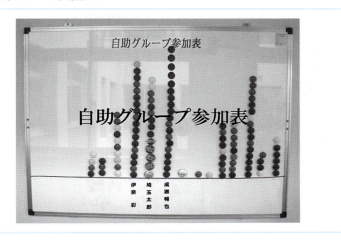

　このように，「ごほうび療法」の導入により，治療環境に望ましい変化がみられるようになっている．治療関係が対決的ではなく協調的になった点が大きい．また，治療者が高圧的・教示的に接するのではなく，患者に敬意をもって患者のよいところ・健康なところを積極的に評価するようになる．欠点に目が行ってしまうことなく陰性感情から解放され，ポジティブな関わりができるようになることが最大の利点かもしれない．「ごほうび療法」の積極的な導入は，治療の場を明るく前向きな雰囲気にしてくれる．

　「ごほうび療法」を取り入れた効果としては，①自助グループやプログラムへの参加意欲や継続性が高まる，②治療の場の雰囲気が明るく和やかになる，③患者の強制感・やらされている感が軽減する，④治療スタッフの患者に対する批判的・否定的な見方が排除され，肯定的によい点をみつけて伝えようとする雰囲気になる，などが挙げられる．この中で最も重要視していることは④の治療スタッフの患者に対するスタンスの変化である（**表16**）．

■ 表16　「ごほうび療法」を取り入れた効果

- 自助グループやプログラムへの参加意欲が高まった
- 意欲が持続し，プログラムの継続性が高まった
- 病棟の雰囲気が明るく和やかになった
- 患者の強制感・やらされている感が軽減した
- スタッフの患者に対する，批判的・否定的な見方が排除され，肯定的によい点をみつけて伝えようとする雰囲気になった

5 ▶ 渇望期への対応〜渇望期自己チェックリストの活用〜 [17-22]

　入院治療が頓挫したり困難になったりする要因として，「渇望期」の症状が重要である．これは，アルコール，薬物の種類にかかわらず，離脱期（退薬期）の後，入院1〜2週から目立ち始め，2〜3カ月で徐々に落ち着く易刺激的，易怒的，情動不安定などの特徴（**表17**）を示す依存症に特有な時期である．離脱せん妄などの精神病状態で入院した場合は，症状消退後1〜2週間してみられることが多い（**図10**）．

　身体科へ入院したアルコール依存症患者が，離脱期を過ぎて身体面の改善が進む入院2週間前後のころに，訴えや不満が多くなったり，ルール違反を犯したり，喫煙や飲酒欲求が高まったりするのは，渇望期の症状として説明がつく．

■ 表17　渇望期にみられる特徴

1. 焦燥感が高まり，易刺激的，易怒的で威嚇的，暴力的態度をとりやすい
2. 病棟のルールを守れず，自分勝手な行動が目立つ
3. 過食傾向がみられ，喫煙も増える
4. 異性やギャンブルなどに関心が高まる
5. 頭痛，歯痛，不眠，イライラなどの苦痛を訴え，頻回に薬を要求してくる
6. 借金や仕事上の約束などを理由に，唐突な外出外泊要求をしてくる
7. 入院生活に対する不満を訴え，あるいは過剰な断酒・断薬の自信を表明して唐突に退院要求してくる
8. 弱々しい患者や若いスタッフに対して「弱いものいじめ」や「揚げ足取り」をし，排斥したり，攻撃を向けたりする
9. 面会者や外来患者に酒や薬物の差し入れを依頼する
10. 生活のリズムが乱れ，昼夜逆転傾向が目立つ

図10　中毒性精神病症状と渇望期

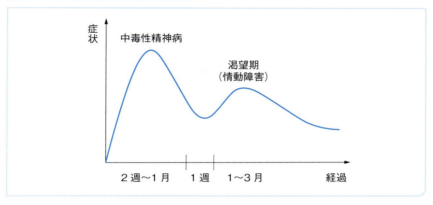

　この時期を越えると，別人のように落ち着くことが特徴であり，治療的に慎重な対応を要する．スタッフがこの状態を依存症の症状として認識して早めに対処しないと，いたずらに患者に対して陰性感情を強め，治療は失敗に終わってしまう．また，症状の特徴を前もって本人や家族に十分説明しておくことで，症状として受け入れてもらいやすくなる．

　当センターでは，「渇望期の症状自己チェックリスト」（**表18**）を利用して担当者が関わっている．該当項目の数は大切であるが，経時的な変化を追うことも重要である．治療スタッフがチェックリストを使って患者と関わることで，患者自身が「症状」として理解しやすくなる．そして，渇望期の問題を共有でき，状態を踏まえた目標設定が可能となる．加えて，スタッフは統一した対応が可能になり，渇望期の症状に振り回されにくくなるという利点もある．

　チェックリスト利用時の注意点は，渇望期について「前もって」十分説明しておくことである．そして，渇望期を乗り切ることの重要性を強調する．また，渇望期の実例を挙げ，具体的に説明する．スタッフは定期的に面接を行い，チェックする．その際，チェック項目の動きに注目する．渇望期を乗り切れた際は十分評価することが重要である．

　この時期の対応策としては，頻回な声がけと面接，不安焦燥感を軽減するための薬物療法，不安の原因となっている現実問題の整理と解決の

表18　渇望期チェックリスト（アルコール依存症：34歳男性）

	症状	5/8	5/15	5/22	5/29	6/5
1	焦りの気持ちが高まり，ちょっとしたことが気になる．腹が立つようになる．周囲に怒りっぽくなり，暴力的な態度に出てしまう	○	◎	○		
2	病棟のルールが守れなくなる．自分勝手な言動がでてしまう		◎	◎	○	○
3	過食傾向となったり，たばこの量が増える	◎	◎	◎	◎	○
4	異性やギャンブルなどへの関心が高まる			◎	◎	○
5	頭痛，歯痛，不眠，イライラなどの苦痛を訴え，すぐに薬が欲しくなる．がまんができず，薬がもらえないとイライラが高まる		◎	◎	○	
6	借金や仕事上の約束，やり残したことなどが気になり，突然，外出泊したくなる			○	◎	
7	入院生活に対する不満が出てきたり，または，断酒・断薬の自信がわいてきて，突然退院したくなる		○			
8	弱々しい患者や若いスタッフに対して，「弱いものいじめ」や「揚げ足取り」をし，仲間はずれにしたり，攻撃を向けてしまう		◎	○		
9	面会者や外来患者さんにアルコール，薬物の差し入れを依頼する					
10	生活のリズムが乱れ，昼夜逆転傾向が目立つ	◎	◎	○	○	
	◎かなり当てはまる（2点）　○当てはまる（1点）	5	16	13	6	2

援助，運動やレクリエーションなどが挙げられる．外来でどの程度治療関係の構築や動機づけができていたかにより，この時期を無事に乗り越えられるかどうかが左右される．渇望期を無事に乗り越えられることは入院治療の重要な目的の1つである．概して，渇望期は入院直前まで薬物を使用していたケースに典型的である．

アルコール依存症の入院治療を困難にしたりスタッフが陰性感情を募らせたりする大きな要因に，この渇望期の症状が挙げられることから，この問題に適切に対処することで，かなりの程度にアルコール依存症患者の受け入れが容易になることを実感している．

筆者らは，「渇望期チェックリスト10項目」と「BPRSの興奮・敵意を示す4項目」を用いて，「入院前1カ月以上薬物使用のない群」と，「入院直前1週間以内に薬物使用群」と比較した．2つの尺度を用いて，

3章●新たなアルコール依存症治療の導入

入院より退院まで1週間ごとの経時的評価を行った．その結果，入院直前まで薬物使用があった群では，評価得点が入院2週間前後で上昇する傾向は，未使用群に比べて明らかであった（**図11～14**）．薬物使用群は未使用群に比較して，入院2週間をピークとする情動不安定な時期が明らかとなることが示唆されている．以上は，薬物依存症患者を対象とした結果であるが，アルコール依存症患者の場合も何ら変わるこ

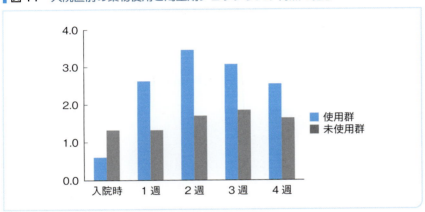

▌**図11** 入院直前の薬物使用と渇望期チェックリスト得点の推移

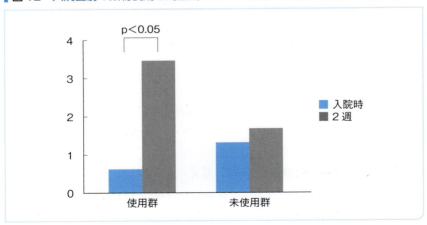

▌**図12** 入院直前の薬物使用と渇望期チェックリストの差異（入院後2週間）

▍図13　入院直前の薬物使用とBPRS得点の推移

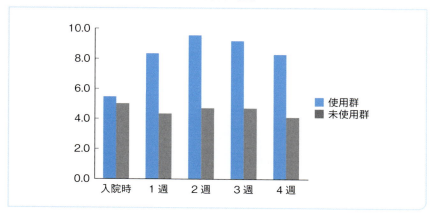

▍図14　入院直前の薬物使用とBPRSの差異（入院後2週間）

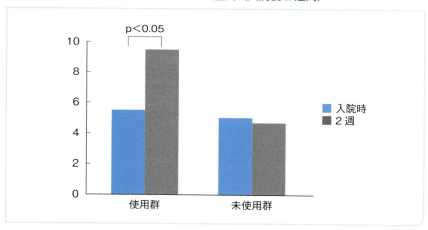

とはないはずである．渇望期の正しい理解と適切な対応が，依存症患者の入院治療の対応を格段にやりやすくすると実感している．

6 ▶ 共通した依存症治療の基本的な考え

　以上，1〜5に当センターで実施している特徴的な治療的対応を述べた．これらは決して特殊なものではなく，ちょっとした工夫で患者と治

療スタッフ双方が，よい気分で前向きになれるように配慮することの一例である．

　共通した基本的考えは，治療者は依存症の特徴を理解し，患者に対して決して責めたり非難したりせず，治療を受けることを歓迎し，よい行動には十分評価して，目に見える形で「小さなごほうび」を提供する．頭ごなしに断酒・断薬を強要することなく，再飲酒・再使用を責めることなく，信頼関係を築いていくことに留意したものである．加えて，治療者が依存症の症状から患者に対して陰性感情を募らせないための工夫でもある．治療者が，余裕をもって患者に対して肯定的に関われることが最も重要な要素であると考えている．

4 新たなアルコール依存症患者への対応

アルコール依存症の背景にある問題

　アルコール依存症のもとには対人関係障害があるといわれる．実際，依存症患者の多くに「自己評価が低く自分に自信がもてない」，「人を信じられない」，「本音をいえない」，「見捨てられ不安が強い」，「孤独でさみしい」，「自分を大切にできない」などの特徴がみられる．そして，依存症の状態が続くと，これらの特徴はさらに悪化していく．治療者は，このことを十分理解して関わることが重要である．基本的には，彼らを「尊厳ある1人の人間」として，きちんと向き合うことである．

　一般的に治療者は依存症患者に対して，「厄介な人」，「やる気のない人」，「どうしようもない人」，「トラブルメーカー」などの陰性感情をもつことが多く，そのことを彼らは敏感に感じている．そのため，治療者の何気ない言葉や態度に傷つき，怒りや攻撃性を高める．治療者側が患者に対して陰性感情をもった場合，速やかに修正できないと治療は失敗に終わる．

　依存症となり飲酒を続けると，さらにストレスに弱くなっていく．それは現実の問題に向き合って対処することなく，気分だけ変えて問題を先延ばしすることを繰り返すからである．精神的な成長がストップしてしまうといわれる所以である．

　依存症は，これまで道徳的問題，性格上の問題，そして司法の問題とされてきた．アル中のイメージに代表されるように，「不真面目で意志の弱い自己中心的な人格破綻者」という見方が一般的であろう．依存症が進行すると，表面的には確かにこのような状態になっていく．彼らは，

周囲から非難され追い詰められ，排除され，孤立していく．依存症患者の過半数が死にたい思いをもち，半数近くが自殺企図の経験があるとする報告もある．依存症はとんでもなく死に近い疾患であることを治療者は知っておく必要がある．

アルコールに手を出した人が皆な依存症になるわけではない．一般的にアルコール依存症患者は「好きで酒に嵌って自業自得であり自己責任」とみられることが多いが，依存症患者の内面がみえてくると，アルコール依存症患者の飲酒は，「人に癒されず生きにくさを抱えた人の孤独な自己治療」という見方が最も適切であることに気づかされる．彼らの多くは，幼少時から深い傷を負っていたり，人に対して安心感をもてなかったり，過度の緊張を強いられたりしている．そして，苦しい時にも人を信頼できず，誰にも相談したり助けを求めたりできない．対処できない困難に直面する時，飲酒によって気分を変えて凌いできた．しかし，そのことがより問題を深刻にしてきた．虐待やいじめ，性被害に遭い，深く傷ついた患者も驚くほど多い．彼らは生育環境の中で，安心して人を信用し委ねるという経験をもつことができなかった可能性がある．あるいは，途中で酷く傷つき人を信じられなくなった可能性がある．

依存症患者は同じ症状をもち，同じ問題を起こし，同じ経過を辿る．性格や環境が異なっていても，依存症になると同じ状態になっていく．ということは，さまざまな問題は個別の問題ではなく，依存症という病気の特徴であると考えることが自然であろう．

依存症は糖尿病や高血圧と同じ慢性の疾患であり，適切な治療を行わないと進行する．依存症の問題は，健康問題，就労問題，家族問題，事故・事件，暴力，借金など多岐にわたる．そして放置されると，依存症者は健康，自信，信頼，友人，家族，財産，希望，生きがい，命など大切なものを次々と失うことになる．

一方，医療機関を受診する患者には例外なく，「このままではいけない」，「変わらなければ」，「回復したい」という思いが存在する．そして，自分を理解してくれ，信用して本音を話せる存在を求めている．人の中にあって安らぎを得ることができなかったために，飲酒による仮初

めの癒しを求め，のめりこんだ結果が依存症である．とすると，人の中にあって安心感・安全感を得られるようになった時，アルコールによって気分を変える（酔う）必要はなくなる．依存症からの回復のためには，基にある対人関係障害を改善していくことが必要である．その回復を実践する場が，自助グループである．これら「回復の土壌」につなぐための準備と橋渡しが，医療機関の重要な役割である．

　依存症患者にはしばしば精神疾患や精神症状を伴う．これは上記の理由からみると当然のことであろう．これらの状態や症状に対して適切に対処することは，依存症からの回復のために重要である．併存疾患が依存症の回復を妨げていることもしばしばみられる．社交不安障害や発達障害などの併存疾患や障害を有すると，人に共感したり癒されたりすることが難しく，集団の治療プログラムや自助グループのミーティングにつながることが困難になりやすい．患者個々の状態に応じた個別メニューや時間をかけた治療介入を要する．依存症と併存疾患の治療は，同一の医療機関で統合的に進めていくことが推奨されている．

　このように，治療者は患者の苦しみを理解した対応が求められる．飲酒の有無ばかりに囚われた近視眼的な関わりになることなく，その背景にある「生きにくさ」，「孤独感」，「人に癒されなさ」，「安心感・安全感の欠如」などを見据えた関わりでなければならない．

当事者中心の依存症治療・回復支援 [23-25]

　アルコール依存症の治療・回復支援は，「当事者中心」でなければならない．当事者を離れた治療・回復支援は，当事者を傷つけ回復とは反対の方向に押しやってしまう．治療者・支援者と当事者が対等の立場で，お互いを尊重でき信頼できることが回復を生み出す．治療者の依存症という疾患に対する意識の在り方が大きな鍵である．

　信頼関係のないまま患者を変えようとすることは，たとえ善意からであっても，患者の「支配」である．患者は，傷ついた自尊感情を守ろうと抵抗するのは当然であろう．逆に，信頼関係を築くことができれば，患者は治療者が期待していることを察知し，その方向に変わろうとし始める．

治療者は患者に対して，断酒を強要してはいけない．これは禁忌である．そして，再飲酒を責めてはいけない．再飲酒は，責められるべき「悪」ではなく，改善をともに目指す「症状」である．この当たり前のことが，依存症の治療に当たる治療者にさえ必ずしも共有されていないことに問題がある．

依存症は健康な「ひと」の中でこそ回復する．「健康な治療者・支援者」とは，患者に対して陰性感情をもたずに敬意と親しみをもてるひとである．患者に共感できるひとである．信頼関係が築けた時，お互いが癒されお互いが温かい気持ちになれる．信頼関係とは双方向性のものだからである．依存症者は，本物の癒しや幸せを望みながら，その方法を身に着けることができず，「酔い」という一時的な癒しにのめり込んだ結果，依存症になった．患者の求めているのは本物の癒しではないだろうか．その手助けをするのは，薬でも技法でもなく健康な「ひと」である．

ハームリダクションの考え方[25]

ハームリダクションは，薬物政策でしばしば耳にする言葉であるが，この理念は，わが国でアルコール依存症の治療や支援を考える場合に，大切なことを教えてくれている．わが国に欠けていたのは，このような視点である．ここでは，このハームリダクションについて考えてみたい．

欧州を中心に，最も成功している効果的な薬物政策としてハームリダクションが広がっている．ハームリダクションとは，「その使用を中止することが不可能・不本意である薬物使用のダメージを減らすことを目的とした政策・プログラム・その実践」である．薬物の使用量減少を主目的とはしておらず，薬物使用をやめることよりも，ダメージを防ぐことに焦点を当てる．薬物を使っているか否か，それが違法薬物であるか否かは問われない．ハームリダクションは，科学的に実証され，公衆衛生に基づき，人権を尊重した人道的で効果的な政策であり，個人と社会の健康と安全を高めることを目的とする，とされている．

わが国は，薬物問題に「ダメ．ゼッタイ．」に象徴される「不寛容・厳罰主義」を一貫して進めてきた先進国では稀有な国である．アジアで

は，売買に関しては死刑を含めた厳罰を科す国が多いが，個人の使用に関してはそれほど厳しく対処しているわけではない．個人使用にも厳しく対処しているのが，わが国の特徴であるといっても過言ではない．違法薬物の生涯経験率が欧米先進国に比べて1桁低いことが，「厳罰主義」を疑いのないものとしてきた．

　わが国は，ハームリダクションを受け入れていない世界でも少数派の代表である．どうしてわが国は，ハームリダクションに対して否定的・批判的なのか．ハームリダクション政策について，わが国は「世界は薬物乱用撲滅を放棄して妥協せざるを得ないくらいに薬物汚染が深刻であり嘆かわしい」とみているのではないかと思われる．実際に，2005年の国連麻薬委員会において，わが国はハームリダクション政策について批判的な見解を表明している．

　わが国でハームリダクション政策といえば，注射針などの無料交換，公認の注射場所の提供，代替麻薬ヘロインの提供ばかりがクローズアップされる．同時に実施される敷居の低いプライマリヘルスケアの提供，積極的な啓発活動，乱用者のエンパワメントなどに力を入れられていることは，ほとんど知られていない．わが国では，ハームリダクションが正しく理解されているとはいえない．よその国の話としか認識できていないように思える．「ダメ．ゼッタイ．」や「不寛容・現場主義」は，「薬物依存症は病気」とする視点とは対極にある．臨床的には，「不寛容・厳罰主義」では治療にならないどころか，「反治療的」である．さらには，偏見や人権侵害を助長する．

　ハームリダクションのプログラムにつながっていることが，適切な情報・相談支援や医療支援・行政サービスにつながりやすくし，薬物問題の深刻化を防ぐ．プログラムにつながり断薬へと動機づけられることも期待できる．こうして，ハームリダクション政策は，個人・社会の薬物使用による相対的ダメージを減少させることが実証されている．たとえば，救急医療利用回数の減少，医療費の減少，就業率の向上，薬物目的の犯罪の減少などの成果が出ていることが報告されている．

　失敗の許されないところに成長はない．失敗の許されないところに回復はない．「安心できる仲間」と「安全な居場所」があって初めて，薬

物依存症からの回復は生まれる．どうすれば薬物依存症者が治療や支援につながるかを考えなければいけない．「自己責任」と放置しておいてもよくなることは稀である．なぜなら依存症は深刻な状態を招く進行性の「病気」だからである．

　わが国の薬物問題対策の目標は，乱用者の撲滅とされる．「けしからん薬物乱用者を根絶すること」が是とされている．「犯罪者を懲らしめる」，「異物を排除する」，「重度の薬物依存症者は厳罰に処す」という不寛容・厳罰主義に，薬物乱用者への理解・支援という意識は見当たらない．「覚せい剤やめますか．人間やめますか．」と問われる．これは，覚せい剤をやめられなければ，人間であることをやめなければならないというメッセージである．わが国の薬物問題対策は，刑事司法一辺倒であり，公衆衛生，医療，社会福祉はなきがごとくである．これでは薬物依存症の医療は当然育たない．「不寛容・厳罰主義」がわが国の医療・社会福祉にも強く影響している．

　薬物依存症者は誤解と偏見にさらされ，人権を脅かされている．これは有名人の薬物事犯の報道をみても明らかである．偏見に基づく社会からのバッシングが，依存症者をさらに苦しめ薬物へと追いやってしまう．わが国の国民の大多数は乱用者の回復・社会復帰に関心がない．精神医療は薬物依存症の治療・回復支援にほとんど関心をもっていない．薬物依存症の治療・回復支援を考えた場合，ハームリダクションの考え方は，「当たり前のこと」である．そもそも「不寛容・厳罰主義」は刑事司法の考え方であり，医療・社会福祉の考え方ではない．

　世界の先進国もかつては厳罰主義で対応していた．しかし，それではうまくいかなかった反省に立って，大きく方向転換をしてきた経緯がある．それが米国を中心としたドラッグコートであり，欧州を中心としたハームリダクションである．このような状況で，わが国でも「刑の一部執行猶予制度」が施行された．これは，法律を大きく変えることなく，ドラッグコートの要素を取り入れたものと捉えることができるが，米国には治療施設が地域に豊富に整備されている．それに比べてわが国は著しく遅れている．この制度に精神医療はついていけるのかが問われる．しかし，残念ながら今のところ，その動きはみられていない．

アルコール依存症についても，ハームリダクションの考えは当てはまる．飲酒問題を責めて患者をつるし上げにしても問題は解決しない．彼らは，周囲に迷惑をかけ責められる対象かもしれないが，医療の役割は元にある依存症の治療である．医療が罰する側に立って，家族などとともに患者を責め立てても，それは役割をわきまえていないだけではなく，役割の放棄そのものである．アルコール依存症患者の飲酒をやめさせることばかりに囚われ，「病者」に対する支援の視点がみえてこない．「患者を甘やかしてはいけない」といわれてきた所以である．批判して突き放すのではなく，飲酒をしているか否かにかかわらず，必要な支援を提供することが大切であると考える．

　アルコール依存症患者は，さまざまな形で生活が困窮し重大な問題を抱えることが多い．その生活の支援を提供する中で，アルコール問題への介入を強制的ではなく提供していく．それは，「飲酒をやめさせる」ためのものではなく，「生活の支援」であり，「生きることの支援」である．「飲酒している人にこそ支援が必要」である．これまで治療者の間でよくいわれていた，「飲酒しているひとには支援してはいけない」という方針とは正反対の考えである．

　治療者・支援者が患者をバッシングしてはいけない．仮にしてよいとしても，よほど信頼関係ができあがってからでなければならず，信頼関係が築かれていれば回復も進んでいるはずである．つまり，バッシングする必要はないはずである．アルコール依存症患者の支援は，ハームリダクションの考え方を取り入れたものであるべきだと考えている．ハームリダクションの考え方に触れる時，わが国と海外との依存症患者に対するスタンスの違いをつくづく感じてしまう．

　筆者はここで，わが国でハームリダクション政策を急ぎ取り入れるべきことを訴えているのではない．このような視点こそ，医療者が見習うべき考えであることを強調したい．

5 アルコール依存症患者の家族の現状と必要な支援

アルコール依存症家族の全国調査より[26-28]

　アルコール依存症の治療・支援が十分とはいえないわが国において，負担の多くは家族に向かう．その実態を把握し，家族に必要な支援を明らかにすることは重要である．

　筆者らは，2008 年に，依存症患者の家族についての初めての大規模な全国調査を実施した．この時は，2,032 通の回答を得て，回収率は 30.2％であった．アンケートの回収先は断酒会が 81％，医療機関が 12％であり，断酒会の家族が中心の調査結果となっている．当事者の 79％が断酒しているという良好な状況の母集団であったが，家族のストレス状況を GHQ12 尺度で評価すると，高いストレス状態（3 点以上）が 58.8％を占めており，重篤なストレス状態（10 点以上）が 15.9％であった（**表 19**）．当事者が断酒しているからといって，家族

表 19　家族のストレス（GHQ12）

- 極端に精神健康状態悪化群（10 点以上）
  - アルコール家族： 15.9％
  - 薬物家族： 19.6％
- 強いストレス状態群（3 点以上）
  - アルコール家族： 58.8％
  - 薬物家族： 54.7％
- 全体の平均点
  - アルコール家族： 4.1 点
  - 薬物家族： 4.5 点

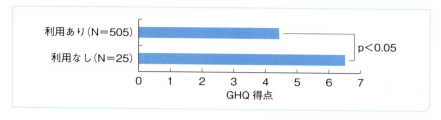

■図15　家族グループ利用の有無とGHQ得点

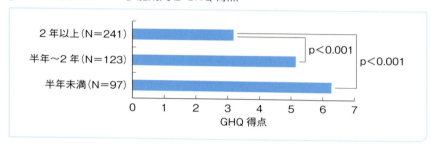

■図16　家族グループ参加期間とGHQ得点

のストレスがなくなるわけではないことがわかった．

　また，家族のグループにつながっている家族ほど，それも長期につながっている家族ほど，ストレス状態が軽減していることがわかった（図15, 16）．さらには，家族のグループにつながっている期間が長い家族ほど，当事者に対して適切な対応ができていることがわかった．このことは，家族の支援を考える時にきわめて重要なことを示唆している．

　2015年の調査では，「支援につながって間もない家族」の実態と必要な支援について明らかにすることを目的とした．調査経路や対象が前回とは異なるため確かなことはいえないものの，2008年の調査に比べて，家族支援については目立った改善があるとまではいえなかった．

　また，配偶者だけでなく，家族成員の多くが当事者の飲酒問題に関わっていることが明らかとなった．前回調査に比べて情報を得る手段が非常に便利になったにもかかわらず，治療や相談機関につながるまでに7.0年が経過していた．家族は相談することの困難を感じており，相談先がわからないことや世間体・社会的偏見，相談機関が不足しているこ

■ 図17　K6 による精神健康状態の評価

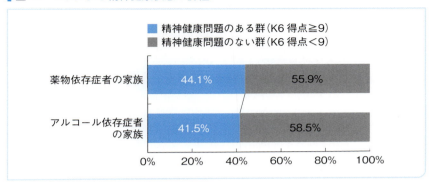

と，相談する気持ちになれないことなどが相談を遅らせてしまう要因となっていた．

　2015年の調査において家族の精神健康をK6尺度で評価したところ，悪化している家族が41.5％を占めた（図17）．このような状況では，当事者へのよい関わりができないであろう．家族は相談に行くことの不安や抵抗が強く，社会的偏見を強く感じており孤立しがちであった．家族は支援につながった後でも，当事者に対して不安が強く，適切な関わりをすることに困難を感じていた．

　アルコール健康障害基本法が成立したが，飲酒問題で困っている家族は受診や相談をするまでに年月が経過しており，アルコール依存症に関する積極的な啓発，相談支援体制・治療体制の強化・充実による早期発見・早期治療が重要である．この体制ができていないために，家族が一手に負担を引き受けざるを得ない状況が続いている．

　調査結果から考えられる家族に対する必要な支援は，①社会的偏見をなくすための啓発，②アルコール依存症の心理教育，③当事者との関わりの支援，④家族自身のメンタルヘルスケア，⑤家族への経済的支援などに集約される．家族の不安や混乱に配慮した細やかな支援が必要であり，あらゆる状況での包括的な家族支援体制の構築が求められる．

　以下に2015年の調査結果の概要を示す．

▶ アルコール依存症の家族の実態とニーズに関する調査報告 2015 年

①調査の概要

質問紙の配布は，アルコール治療医療機関，精神保健福祉センター・保健所および公益社団法人全国断酒連盟（以下，断酒会）の協力を得て，2,333 人に配布した．回答後の質問紙は返信用封筒にて回収した．回答の得られた 518 件（22.2％）の配布場所の内訳（2015 年回収率，2008 年回収率）は，医療機関は 248 件（47.9％，12.2％），断酒会は 236 件（45.6％，81.9％），精神保健センターは 15 件（2.9％，2.9％），保健所は 5 件（1.0％，0.9％）であり，前回は断酒会からの回答が 8 割を占めていたが，今回は医療機関と断酒会が各 4 割を占め，医療機関からの回収率が高値となっていた．

②家族と当事者の背景（図 18）

前回（2008 年）調査との比較において，家族の記入者は，2 つの調査ともに女性が 85％以上であったものの，男性の記入者は前回が 8.8％であったのに対して今回（2015 年）は 13.9％で増加していた．一方，当事者は，前回の結果では男性 89.6％，女性 8.3％であった．しかし，今回は，男性当事者はほぼ変化がないものの，女性の当事者は 10.6％と倍加していた．また，前回と今回とで記入者の平均年齢と当事者の平均年齢にはほぼ変化はみられないが，標準偏差値が高くなっており，記入者や当事者の年齢幅が広がっていることが窺えた．

記入者と当事者との関係では，前回は配偶者が 79.0％だったが今回は 64.1％と減少し，親，子ども，兄弟姉妹などが増加していた．このことは，子どもや兄弟姉妹が記入し家族成員の多くが当事者のアルコール問題に何らかの形で関わっていることが見受けられた．当事者の就労状況は，前回調査と比較して，働いている人が減少し，高齢で働けない人が若干増加していた．

「家族が当事者の飲酒問題に気づいた年齢」は，前回が 41.7 歳，今回は 44.6 歳であった．また「家族が最初に相談に行った時の当事者の年齢」は，前回が 47.2 歳，今回は 51.6 歳であり，どちらも前回調査より上昇していた．前回調査では，家族が受診につながるまでに 5.5 年を経過していたが，今回の調査ではさらに長く 7.0 年を要していた．こ

5章●アルコール依存症患者の家族の現状と必要な支援

図18　家族の実態

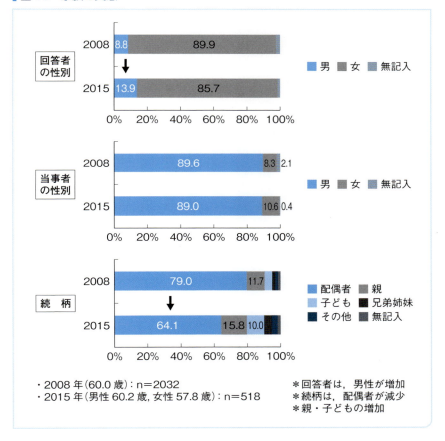

・2008年（60.0歳）：n＝2032
・2015年（男性60.2歳，女性57.8歳）：n＝518

＊回答者は，男性が増加
＊続柄は，配偶者が減少
＊親・子どもの増加

の結果はきわめて重大な問題を示している（**図19**）．

　現在の飲酒状況は，前回は「断酒している」が79.3％，「頻回に飲酒」は4.7％と少ない状況であったが，今回の調査は，「断酒している」が55.4％にとどまり，「頻回に飲酒」は12.9％と増加していた．「飲酒できない状態（入院中など）」の人は今回の調査では19.7％で，前回調査より大幅に増加していたが，これは，相談機関につながって間もない家族への調査であり，その影響と考えられる．つまり，今回調査した家族は，前回以上に深刻な飲酒問題を抱えていることが示唆された（**図20**）．

■ 図 19　家族が問題に気づいた時と初回相談時の本人の年齢分布

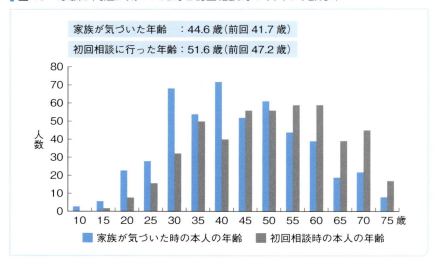

■ 図 20　現在の飲酒状態

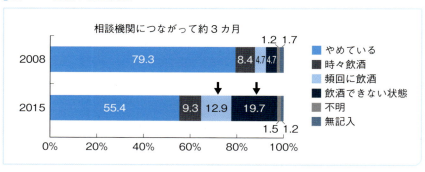

　次に，医療機関経由と断酒会経由の回答について比較すると，現在の飲酒状況では，医療機関では 81 人（46％），断酒会では 31 人（14.1％）が飲酒中（時々・頻回含む）であり，医療機関の方が高く，有意差がみられた．また，医療機関につながっている家族は 6 カ月未満が 168 人（61.8％）と多いのに対し，断酒会につながっている家族は 6 カ月以上が 220 人（93.2％）と多く，有意差がみられた．

　家族がアルコール問題で相談することが難しかった経験では，医療機

図 21　相談機関・医療機関につながったきっかけ

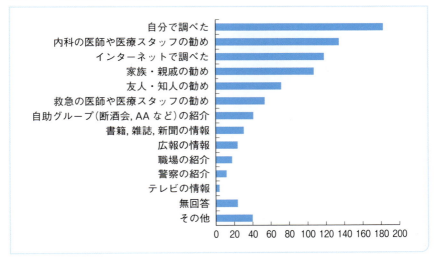

関，断酒会ともに有意差はないものの，双方ともに 7 割以上が難しいと感じていた．

　家族が当事者のアルコールの問題に気づいた時および初めて相談に行った時の当事者の年齢と各機関別の比較をみると，家族が問題に気づいてから相談に行くまでの期間では，医療機関では平均 8.0 年，断酒会では平均 5.0 年を要していた．

　また，家族が精神科や相談機関につながったきっかけを図 21 に示す．医療機関につながっている家族は，「内科医から勧められた」，「インターネットで調べた」と回答した頻度が有意に高かった．一方，断酒会につながっている家族では，「自助グループからの勧め」と回答した頻度が有意に高かった．

　家族が相談するのが困難と感じた理由では，「どこに相談すればよいかわからない」，次に「世間体や偏見が気になる」と回答した頻度が高かった（図 22）．医療機関につながっている家族では「相談機関や医療機関が不足している」と回答した頻度が有意に高く，断酒会につながっている家族では「世間体や偏見が気になる」と回答した頻度が有意に高かった．当事者が受診につながるまで長い期間を要した要因として，

■ 図 22　相談することが難しいと感じた理由

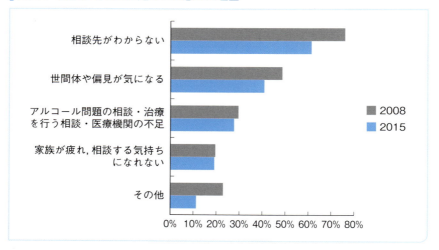

相談場所や機関が不足していることは否めないが，世間体や偏見も強く関係していると考えられる．

③家族の相談の状況と対応の満足度

家族が最初に相談した機関は，前回は，「精神科」が最も多く 1,109 人（54.6％），「保健所・保健センター」が 322 人（15.8％），「断酒会，AA 等」が 252 人（12.4％）であり，今回も，「精神科」が最も多く 189 人（36.5％）で，ついで「内科等の一般診療科」が 89 人（17.2％），「保健所・保健センター」が 49 人（9.5％），「断酒会，AA 等」が 38 人（7.3％）の順であった．

また，それぞれの機関に対する満足度では，前回は，最も高かった断酒会は 9 割以上が満足と回答していた．しかし，今回最も高かったのは救急診療科であり，その対応は 9 割以上が満足と回答していた．これは，回答が 11 人と少ないことも影響しているが，飲酒問題で緊急に受診し対応しており，家族には，生命危機回避の観点からも満足度が高くなったと考えられる．

精神保健福祉センターや保健所・保健センター，警察は「とても満足」と「やや満足」を合わせると 7 割以上が満足と回答し，前回調査

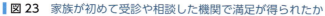

図 23　家族が初めて受診や相談した機関で満足が得られたか

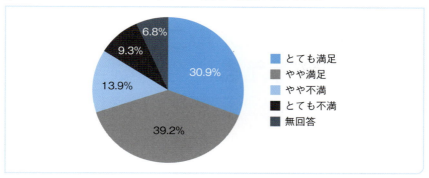

に比べて上昇していた（**図 23**）．

　しかし，すべての機関の対応に不満と回答している家族もいることから，家族に満足が得られるような各機関の治療・相談技術の向上が求められる．ここで忘れてはいけないのは，アルコール依存症患者が 109 万人いると推定される状況で，4 万～ 5 万人しか治療につながっていないという現実である．相談につながった家族の状況がみえてきた一方で，未だ相談にも治療にもつながっていない多数のアルコール依存症の家族がどのような状況にあるかを想像しなければならない．

　支援につながった家族が感じている過去 1 カ月の満足度は，多くの項目で低い数値であった．「断酒会」家族と「医療機関」家族の 2 群で比較すると，「断酒会」家族の方が満足度はやや高い結果となっていた．このことは，「断酒会」家族の 9 割が 6 カ月以上継続してつながっていることや，飲酒していない当事者が 9 割いることが影響していると考えられる．家族が感じている満足感には，当事者が仕事や学業につながること，つまり元の生活に戻ることや，家族自身が家事や身の回りのことができることが影響すると考えられる．一方で，「医療機関」家族は，経済状態やコミュニケーション，家族の感情，自分の時間がもてること，家族の健康，家族関係などは特に低く，この 1 カ月の健康満足感も低い得点であった．これらのことから，支援につながったばかりの家族は心身ともに疲弊している実態が明確となり，多くの視点からの対応の必要性が示唆された．

6 これからのアルコール依存症の治療を考える

依存症者への望ましい対応 [17, 18, 23]

　最近，わが国でも依存症治療は大きく変革してきている．その主な理由は，先に述べた海外で豊富なエビデンスのある治療法が導入されたためである．この新しいアプローチは，患者と対決せず，患者の変わりたい方向へ支援し，よい変化に注目して十分評価する．失敗しても責めることなく，フィードバックしてよりよい方策を話しあう．

　これまで，患者に敬意を払い，対等の立場で患者の健康な面に訴えかけていく，という当たり前のことがなされていなかったという反省に立ち，筆者が提案しているのが表 20 に示す 10 か条である．これらは，アルコール依存症患者に対してのみあてはまるものではない．あらゆる精神疾患の患者に対して，さらには健常者同士のコミュニケーションにおいても当たり前に大切なことである．この当たり前の対応を，治療者

表 20　依存症患者への望ましい対応

1. 患者 1 人 1 人に敬意をもって接する
2. 患者と対等の立場にあることを常に自覚する
3. 患者の自尊感情を傷つけない
4. 患者を選ばない
5. 患者をコントロールしようとしない
6. 患者にルールを守らせることに囚われすぎない
7. 患者との 1 対 1 の信頼関係づくりを大切にする
8. 患者に過大な期待をせず，長い目で回復を見守る
9. 患者に明るく安心できる場を提供する
10. 患者の自立を促す関わりを心がける

がアルコール依存症患者に対してできるか否かが問われる．この基本的な治療者の姿勢が維持されなければ，どのような優れた技法の治療を行ったとしても，望ましい治療であるとはいえない．

　アルコール依存症治療に際しては，一般に治療者も患者も家族も断酒に囚われやすい．断酒ができているか否かばかりが診察場面でのやり取りになりがちである．そして，治療者は必ずといってよいほど「飲酒しないように」と釘を刺す．患者は「飲みたい，でも飲んではいけない」と葛藤している．患者は両価的であり，ヤジロベイのようにバランスをとっている．周囲からやめる方に圧力がかかると，患者はやめない方に傾き，飲酒の言い訳を考えるようになる．また，信頼関係ができていない状況での強要は，支配・コントロールである．支配に対して患者は必死に抵抗するであろう．そこには回復のために必要な信頼関係は存在しない．むしろ反治療的である．

　同様に，再飲酒を責めてはいけない．やめたいと思っていても飲むことは，謝罪するべきことではない．再飲酒という病気の症状が出たからといって患者を責めることは，どう考えてもおかしい．責める前に患者は反省している．それを敢えて責めるメリットはない．むしろデメリットが大きい．多くの患者が，再飲酒した時に，反省してやめなければと思っているが，家族や治療者から再飲酒を責められると苦しくなり，逆に飲酒欲求が高まると答えている．責めることで正直になることを妨げてしまう．違法薬物依存症患者を司法で厳しく取り締まることのデメリットの1つがここにある．

「断酒の強要は禁忌」「再飲酒を責めてはいけない」[18]

　普段，依存症臨床場面において，当たり前のように行われている断酒の強要や，再飲酒した際に治療者・家族が批判的な言動や態度を示すことの弊害について検討した．以下に，アルコール依存症患者および薬物依存症患者に対して，筆者が実施した意識調査の結果について示す．

1 ▶ 方法・対象

　埼玉県立精神医療センターに通院中の依存症患者（DSM-Ⅳ-TR）に

対して，2016年4月より5月までの期間に，主治医より依頼して同意を得られた患者に質問紙を渡し，無記名で回答を得た．

　回答総数103（男性62，女性41），平均年齢44.9歳（±12.6），物質別では，アルコール41，覚せい剤37，危険ドラッグ7，鎮静薬6，鎮痛薬4などであった．

2 ▶ 結果

（1）再飲酒・再使用時の気持ちは，「やめようと思う」57.0％，「どちらかというとやめようと思う」20.0％，どちらかというと飲もう・使おうと思う」5.0％，「飲もう・使おうと思う」18.0％となり，77.0％が自らやめようとしていることがわかる（図24）．

（2）家族から酒や薬物を「やめなさい」といわれた時の気持ちは，「やめようと思う」21.3％，「どちらかというとやめようと思う」21.3％，「どちらかというと飲もう・使おうと思う」16.5％，「飲もう・使おうと思う」40.8％であり，57.3％が飲酒・薬物使用の欲求が高まると答えている（図25）．

（3）同様に，病院スタッフから酒や薬物を「やめなさい」といわれた時の気持ちは，「やめようと思う」30.3％，「どちらかというとやめようと思う」25.2％，「どちらかというと飲もう・使おうと思う」13.6％，「飲もう・使おうと思う」31.1％であり，44.7％が状態を悪化させる可能性がある（図26）．

（4）再飲酒・再使用した際に家族に責められた時の気持ちは，「やめようと思う」26.6％，「どちらかというとやめようと思う」11.8％，「どちらかというと飲もう・使おうと思う」10.8％，「飲もう・使おうと思う」50.9％であり，61.7％が飲酒・薬物使用に向かわせる可能性がある（図27）．

（5）同様に，再飲酒・再使用して病院スタッフに責められた時の気持ちは，「やめようと思う」28.7％，「どちらかというとやめようと思う」16.8％，「どちらかというと飲もう・使おうと思う」12.9％，「飲もう・使おうと思う」41.6％であり，54.5％が状態を悪化させる可能性がある（図28）．

6章 ● これからのアルコール依存症の治療を考える

■ 図 24　再飲酒した時

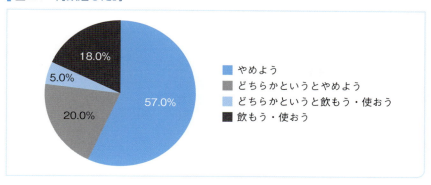

■ 図 25　家族から「やめなさい」といわれた時

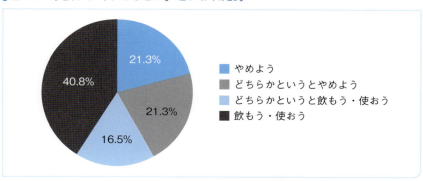

■ 図 26　病院スタッフから「やめなさい」といわれた時

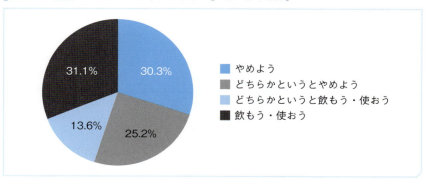

▌図 27　家族から責められた時

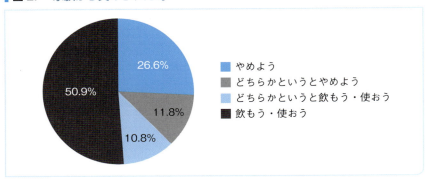

▌図 28　病院スタッフから責められた時

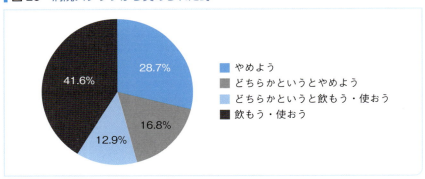

▌図 29　飲酒・使用の理由

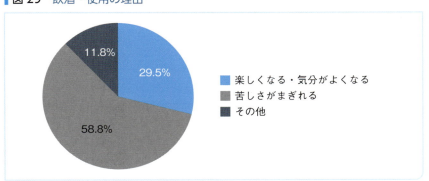

（6）飲酒・薬物使用する一番の理由は，「苦しさがまぎれるから」58.8％，「楽しくなるから・気分がよくなるから」29.5％，その他11.8％であった（図29）．彼らは，苦しいからやめられない可能性が高い．

3 ▶ 考察

①患者の動機と他者からの強要

ひとは，自分が決心できていないことを他者から強要されると抵抗を感じる．

決心のついていない患者が，治療者・家族から断酒を強要されると反発する．ひとは，自分が決心していることを他者から強要されると不快な思いになりやすい．決心のついている患者が，治療者・家族からダメ押しのように断酒を強要されると反発する．いずれも，強要は「攻撃・批判」ととられることが多い．

②依存症患者の再飲酒に対する感情

再使用時に患者はどのような思いでいるのであろうか．「しまった」，「失敗した」，「自分は何をやっているんだ」，「どうしてだろう」，「意志が弱いなあ」，「少しくらいいいじゃないか」，「気にしない気にしない」，「これで最後にしよう」，「死にたい」などの思いを話してくれる患者が多い．

多くは否定的感情・自責感を強め，傷つく体験となる．断酒を強く望む患者ほど自己否定感を強め自尊感情を低下させる．

患者はどうして自己否定感を強め，羞恥心をもったりするのであろうか．それは，再飲酒を依存症の症状と捉えるのではなく，行動の善悪として捉えているからである．依存症を病気と思っていないからであろう．

③治療者・家族の再飲酒に対する感情

再飲酒時に，治療者・家族はどのような思いでいるのであろうか．「またか」，「懲りないな」，「ダメだな」，「どうして？」，「何やっているんだ」，「いい加減にしてほしい」，「底をついていないね」，「モチベーションが低い」，「死んでほしい」などの思いをもつことが多い．

多くは否定的な感情・陰性感情を伴い，意識する・しないにかかわら

ず患者を責める態度をとってしまいやすい．再飲酒は依存症の症状である．患者の症状が表面化した時，どうして治療者・家族は患者を責めてしまうのであろうか．それは，再飲酒を依存症の症状として捉えるのではなく，行動の善悪として捉えているからである．依存症を病気とは思っていないからであろう．

　うつ病の患者に，元気になることを強要したり，元気がないからと責めたりはしないであろう．認知症の患者に，忘れないように強要したり，忘れるからと責めたりはしないであろう．統合失調症の患者に，幻聴や妄想をなくすように強要したり，症状があるからといって責めたりはしないであろう．代表的な内科疾患である糖尿病や高血圧症の患者が，血糖値や血圧のコントロールが不良であるからと叱責されることはなくなっていると聞く．なぜ依存症の患者ばかりが症状が出たからといって責められるのであろうか．アルコールや薬物をやめようと思ってもやめられないのは，依存症の症状である．このことからも依存症が「病気」とはみられていないことがわかる．

　要するに，患者も家族も治療者もともに，「断酒はコントロールすべきこと・できるはずのこと」と考えており，「依存症はコントロール障害の病気」という認識ができていないことに問題がある．

④断酒の強要は禁忌である！　再飲酒を責めてはいけない！

　治療者の患者を変えてやろうという思いが強いと，患者は抵抗する．患者を変えるのではなく「信頼関係を築く」ことが最優先される．患者と信頼関係が築けると，患者は自ら断薬に向かおうとする．治療者は，それをサポートするコーチ役を引き受けて寄り添う．信頼関係のない強要は，それが善意からであっても「支配」であり，「コントロール」である．「支配」や「コントロール」は反治療的である．

　治療者の再飲酒に対する認識が治療関係に大きく影響する．再飲酒を「失敗」と考えて患者を責める思いがあると，患者を傷つけ追い詰める．追い詰められた患者は，つらさに対処するために飲酒を繰り返す．アルコールはつらさに対処するために使われるからである．再飲酒を責めるデメリットは大きい．再飲酒の際は，協働してどのように取り組んでいくかを検討するチャンスにすることが大切である．

⑤直面化から共感的なアプローチへ

　米国では，治療関係が協働的か否かが治療予後を左右するとされ，治療協働関係（therapeutic alliance）の重要性が指摘されている．具体的には，〈1〉目標と課題が治療者と患者間で共有されていること，〈2〉治療者から患者への一方的な指示関係ではなく協働的関係が維持されていること，〈3〉治療者と患者との間に暖かい人間的なつながりがあること，などが挙げられている（Norcos, 2010）．

　また，直面化的なアプローチは効果がないだけではなく害になると指摘されている（White, Miller, 2007）．先のアンケート調査の結果は，これを裏付けている．

　20世紀半ばに直面化的なアプローチが多用されたが，その後，その効果に疑問がもたれた．直面化の根拠として，「人格を再構築するために人格を打ちのめすことが必要」という考えがあるという．「底をつき完全に降参する」プロセスが必要であると考えられた．しかし，この手法に有効性を示すエビデンスはなく，むしろ悲惨な結果を引き起こす危険な方法であることが指摘されている．このように，強要・批判は直面化そのものであり，害であるという認識が必要である．現在は，「敬意と尊重」を重視した温かい共感的アプローチが基本であることは，これまで述べた通りである．

　この調査を依頼した患者の多くは，治療が継続しており比較的良好な状態であった．それでも家族や治療者の一言が与える悪影響は大きい．診療場面において，「今だから大丈夫だけれど，家族にそんなことをいわれると，昔だったら絶対頭にきて飲んでいましたよ」，「あんな言い方をされたら，その日のうちにまた酒を買いに行っていました．だけど，今は何とか大丈夫になりました」などと語られる．

　患者の回復が進むと，断酒の強要や再飲酒の批判が，飲酒には直結しなくなっていくのかもしれないが，それでも家族や治療者は慎むべきである．ましてや治療初期の患者には絶対的禁忌であると考えている．

　アルコール依存症患者に対して，断酒の強要，再飲酒の批判が日常臨床で行われているとすれば，どのような「高級な」治療が行われてい

たとしても，正しい治療であるとはいえない．「治療者中心」の治療は，患者の尊重から遠ざかる．「患者中心」の治療・回復支援の重要性がここにある．患者には断酒する自由とともに飲酒する自由もある．どちらを選ぶかは患者の選択である．患者が，断酒を選び回復へと導くのは，パワーゲームによってではなく，信頼関係によることを忘れてはならない．

　アルコール依存症治療に際して，治療者は「断酒を強要してはいけない」，「再飲酒を責めてはいけない」．これらは，治療者の依存症患者に対する望ましい姿勢を象徴している．ここに示された原則を十分認識して対応するだけで，依存症治療の質は格段に向上すると考えている．

　このように書いていると，有名なイソップ寓話の「北風と太陽」を思い出す．物事に対して厳罰で臨む態度と，寛容的に対応する態度の対比を表す例としてしばしば取り上げられてきたあの話である．この教訓は，アルコール依存症からの回復についてもみごとに当てはまる．これまでの依存症治療者・支援者の多くは，「北風」の役を疑うことなく果たそうとしていたように思われる．私たちは，依存症患者に対して，「北風」になってはいけない．無理やり飲酒をやめさせようとすることは逆効果であり，反治療的である．患者にとってのよい治療者・支援者には，信頼に溢れた「太陽」であることを心がける態度が求められているといえよう．

　以上のことは，依存症臨床に携わる立場にある治療者であれば当然わかっていることであろう．家族に対しても家族教室などで助言している当たり前の事柄である．しかし，現実には必ずしも実践されていないのではないだろうか．治療者の中に，「依存症者の再飲酒は道徳的に悪である」，という認識が払拭されていない．患者は申し訳ないと反省し，治療者はどこかに責める気持ちを抱えて対応する．この構造を改められれば，依存症治療は大きく前進すると考えている．

　認知行動療法的アプローチがわが国にも導入され，動機づけ面接法や随伴性マネジメント（ごほうびの部分）が強調されるにつれて，治療者の再飲酒に対するスタンスは変化している．しかし，未だに直面化や底

つき理論の呪縛から解き放たれてはいない面もしばしば見受けられる．

回復とは何か？　どうすれば回復するのか？

　アルコール依存症治療を行う際に，その目標をどこに置くかは重要な問題である．結果として断酒が続くことを期待するのは当然として，治療が有効に進んでいる目安として何を指標にするべきなのか．

　依存症患者は，人間関係の中で過大なストレスを受けるため，「手っ取り早く簡単に気分を変えること」つまり「酔うこと」でストレスを回避し，仮初めの癒しを求めるという行動が習慣化する．そして，コントロールを失った状態をきたす．人は，ありのままの自分を受け入れてくれる安心感・安全感をもてる居場所と仲間があって，初めて本当の意味で癒される．依存症患者は，人の中にあって癒されることができないために酔いを求める．

　したがって，酔いを求めることをやめるためには，対人関係障害の克服が必要である．単に，物質の使用をやめるだけでは回復とはいえない．「やめているだけ」では，他の嗜癖行動に移行したり，気分障害をきたしたり，身体化したりする．

　筆者は，依存症からの回復とは，人間関係の問題の克服，具体的にはたとえば先に述べた6つの問題（**表21**）と向き合って，解決していくことに他ならないと考えている．多くのアルコール依存症患者は，人に癒されることができず，むしろ人と一緒にいると苦しくなる．心開いて自分のつらい思いを誰にも話せない．腹を割った話を誰にもしたことがない．逆に，自分の心のうちに押し込んできた．それは，対処法として

表21　依存症に関係する人間関係6つの問題

1. 自己評価が低く自分に自信をもてない
2. 人を信じられない
3. 本音をいえない
4. 見捨てられる不安が強い
5. 孤独でさみしい
6. 自分を大切にできない

は解決ではなく，その場しのぎに過ぎない．その抱え続けた問題の苦痛に対処するために，酒に酔う必要があった．しかし，アルコールには耐性がある．酔うためによりたくさんのアルコールが必要になり，酔いから醒めた時，以前よりも苦痛を強く感じるようになる．次第に「酔う」という方法は効かなくなっていく．こうして患者は追い詰められる．

　結局は，基にある人間関係の問題に取り組まなければならないのである．ここは避けて通れないところである．もはやその場しのぎの方法は通用しない．覚悟を決めて，この6つの問題に向き合う必要がある．

　しかし，この6つはどれもが大きな問題であり，簡単に解決するとは思えない．しかし，その突破口がある．それが「本音をいえない」である．「本音をいえるようになること」つまり，「正直な気持ちを，安心して話せるようになること」を徹底して行うことが最も重要である．

　6つの問題は互いにリンクしている．「本音をいえるようになる」と，その相手をいつの間にか「信じられるようになっている」．そして，本音をいっても「見捨てられない」ことを実感する．本音をいえる相手がいると，「孤独でさみしい気持ちから解放される」．ありのままの自分を受け入れてもらえたと感じられることで，少しずつ「自分に自信をもてる」ようになってくる．そこで初めて「自分を大切にできる」ようになる．

　どうして自助グループへの継続参加が回復のために大切なのか．その第1の理由は，「対人関係の問題の解決を進めていく場」だからであろう．自助グループを「信頼できる仲間がいる安心できる居場所」にできた人は，通い続けることで回復が進んでいく．「正直な気持ちを安心して話せる場所」をもてれば，そこで人は癒される．人に癒されるようになると，アルコールや薬物に酔う必要はなくなる．依存症患者が本気で回復を望むのであれば，自助グループに毎日通うことが最も近道である．問題は，自助グループにつながることが多くの依存症者にとっては，抵抗があり簡単ではないということに尽きる．

　自助グループや回復施設を利用して，同じ問題を抱えるメンバーの話を聞き，これまで誰にも話せなかった正直な思いを話すことができ，それをメンバーに受け止めてもらえたと実感できた時に回復は始まる．回

復の進んでいるメンバーを自分の将来的な目標とし，そこに身を置き続けることで，自分の居場所（仲間がいて安心できる安全な場所）となる．本当の仲間と居場所ができた時に，「本音をいえるようになる」，「見捨てられる不安がなくなる」，「人を信じられるようになる」，「孤独でさみしい気持ちから解放される」，「自己評価が高まり，自信をもてるようになる」，「自分を大切にできるようになる」．そして，「酔う」必要はなくなっている．

　SMARPPなどの集団認知行動療法的な集団プログラムの有効性も，自助グループも，実は同様の理由によるところが大きいと考えている．繰り返すが，依存症治療の目標は，「人の中にあって人に癒されるようになること」に他ならない．そのためには，治療者は，患者に対して正直な気持ちを伝えることが大切であり，患者が安心して本音を話せるような関係づくり・環境づくりを目指していくことである．どのような治療プログラムであっても，このことが基本となる．

　治療者は，依存症の治療目標をどこへ置くべきか？　アルコール依存症患者が治療場面に登場した場合，まず，治療者が1対1の場面で誠実に向き合い，患者が「正直な気持ちを安心して話せること」に専念することである．対人関係障害の改善はここから始まる．「正直な気持ちを安心して話せること」が具体的な治療目標として，もっと強調されるべきであると考えている．

依存症の回復に必要なもの

　アルコール依存症患者の中には「このままではいけない」，「回復したい」という思いが存在する．そして，自分を理解してくれ，信頼して本音を話せる拠り所を求めている．人の中にあって安らぎを得ることができなかったために，飲酒行動による仮初めの癒しを求め，のめりこんだ結果が依存症である．とすると，人の中にあって安心感・安全感を得られるようになった時，飲酒によって気分を変える必要はなくなる．依存症からの回復のためには，元にある対人関係の問題を改善していくことが必要である．その回復を実践する場が，自助グループ（断酒会，AA，NA）であり，回復施設（ダルク，マックなど）である．これら回復の

場につなぐための準備と橋渡しが医療機関の役割である．

　道徳や性格の問題として叱責したり，懲罰を与えたりしても，依存症は回復しない．依存症は病気である．病気を懲らしめてもよくはならない．むしろ悪化する．問題の解決のために必要なのは治療であり，回復支援である．依存症や依存症者に対する誤解や偏見が依存症者を追い詰め，多くの自殺者や事故死者，病死者を出している．

　依存症に対しては，コントロール障害を基本とした脳の病気であることを認識した対応が求められる．わが国にはこの視点が著しく欠落している．これまで依存症に対しては取締り一辺倒で対処してきたため，治療・回復支援は遅れているといわざるを得ない状況が続いている．脳に直接働きかける根本的な依存症治療は現在のところ存在しない．治療効果を期待できる方法として，認知行動療法などの心理社会的治療が行われている．エビデンスに基づいた心理社会的治療を行う治療者に求められるスタンスは，「患者に対して敬意を払い，患者のニーズに沿った治療計画を立て，対決することなく患者を動機づけしていく」というものである．

　米国 NIAAA が実施した大規模多施設研究である Project MATCH[29]では，AA の理解を深めて参加を促進する治療である 12-Step facilitation therapy（TSF），適切な対処スキルを身に着ける治療である Cognitive-behavioral coping-skills therapy（CST），動機づけ面接法を基にした治療である Motivational enhancement therapy（MET）の3者を比較検討した．その結果，いずれも飲酒頻度や飲酒量を減少させる効果があったが，治療間の比較においては差がなかった．また，臨床特徴と3者の治療の有効な組み合わせもなかった．

　また，Miller らは，治療者の共感的態度こそが治療の効果を左右するとしている．「誰が治療するか」が，「どの治療を選択するか」よりも治療効果を左右する可能性がある．「誰が」とは，「共感性が高い治療者」を指す．つまり，「偏見や陰性感情から解放されている治療者」である．このような治療者が，適切な治療を続ければ必ず回復はみえてくる．回復は，「人である治療者・援助者・仲間」との関わりにおいて生まれるものである．治療者・援助者は，心身ともに健康であり，患者の回復を

信じられることが大切である．

　さらに，Littら[30]によると，認知行動療法によって改善した患者は必ずしも新しい対処スキルを使っているわけではないという．

　これらの意味するところはきわめて大きい．治療技法の如何にかかわらず，回復のためには，治療者との良好な治療関係の上に動機づけが進められることが重要である．それが，自助グループや回復施設につながることであれ，認知行動療法であれ，その他の治療法であれ，結局は患者が「安心できる居場所」と「信頼できる仲間」ができた時に治療効果が得られる．治療に際して大切なのは，治療者・援助者が患者に陰性感情・忌避感情をもたず，共感と受容に基づいて適切な方向に導くということである．治療技法のみに流されては有効な治療にはならない．依存症者は健康な人との関わりにおいてこそ回復する．依存症者が人に癒されるようになった時に，酔いを求める必要はなくなっているはずである．依存症や嗜癖は人間関係の病気である．回復とは，信頼関係を築いていくことに他ならない．

依存症が教えてくれるもの

　依存症の治療・回復支援に携わっていると，人間関係において大切なことがみえてくる．通常，治療者・援助者が，「患者を治してやろう」，「アルコールをやめさせよう」，「変えてやろう」，「正してやろう」という思いをもつ．これは自然なことであろう．しかし，この思いが強ければ強いほど逆効果になってしまう．なぜなら，この対応は患者との信頼関係を築くこととは逆の考えだからである．「変わるかどうか」，「飲酒をやめるかどうか」は患者自身の問題である．飲酒を続ける自由もある．飲酒をやめない選択肢もある．このことを尊重しなければならない．飲酒をやめるかやめないかは，本人の問題である．

　治療者がこの問題を無視して，強引に患者を変えようとすることは「コントロール」であり，「支配」である．変えてやろうとすればするほど，患者は抵抗する．そして，治療者は変わらない患者に対して怒りが出てくる．患者を許せなくなり見捨てようとする．そして，患者は傷つき飲酒に向かってしまう．

治療者の最も重要な役割は，「患者に寄り添い信頼関係を育んでいくこと」である．依存症の治療・回復支援は，「当事者中心」でなければいけない．当事者を離れた治療・回復支援は，当事者を傷つけ回復とは反対の方向に押しやってしまう．治療者・支援者と患者が，対等の立場でお互いを尊重でき，信頼できることが回復を生み出す．繰り返しになるが，結局は，治療者・支援者の意識の在り方が大きなカギであると考える．

　患者を支配しないためには，治療者・支援者は「健康で余裕があること」，「孤立しないこと」，「健康な人間関係をもてていること」，「人を尊重できること」が大切である．「健康な治療者・支援者」とは，患者に対して陰性感情をもたずに，敬意と親しみをもてる人である．患者に共感できる人である．自分は健康な治療者であるかどうかを，自問する必要がある．

　それでは，患者に対する陰性感情から解放されるためにはどうすればよいのであろうか．患者に共感できるためにはどうすればよいのであろうか．

　筆者の場合，長年にわたって病院の中だけで依存症患者と関わっていた．入院してくる患者の多くは，失敗例ばかりである．うまくいっていたら入院を繰り返すことはないであろう．病院でしか患者と接することのない筆者は，当時，どうすれば依存症患者が回復するのか，何が回復に大切なのか，全くわからなかった．

　当時，本を読んで得られる知識では何もわからなかった．患者が何を考えているのかもよくわからなかった．彼ら彼女らの苦悩もわからなかった．表面的な関わりにしかなっていなかったと思う．

　筆者の転機は，病院の外に出るようになってからである．ある研究班の一員に指名された筆者は，必要に迫られて病院の外で依存症の回復者と会う機会が増えた．その時，すでに依存症の治療に携わって10年が経とうとしていた．それを機に，回復者と会う機会が増えていった．

　病院では治療を提供される患者と提供する治療者であるが，病院の外では対等の人間である．そして，多くの回復者が，筆者に回復を信じら

れるようにしてくれた．人は変われることを実感させてくれた．それまでは，回復を知らずに回復を目指していたことになる．病院の中にいては，希望はみえてこない．回復がみえてこない．回復は病院の中にはない．社会の中に，自助グループや回復施設の中に存在する．治療者・支援者は，回復者に会いに行かなければならないと強く思っている．

　依存症の回復の先には，本物の幸せが待っている．治療者・支援者が患者の回復に立ち会えた時，治療者・支援者も心から癒される．信頼関係が築けた時，お互いが癒され，お互いが温かい気持ちになれる．信頼関係を築くことはどちらか一方の作業ではなく，双方向性の作業だからである．そこに，支援する者の喜びがあるのだと考えている．依存症は健康な人の中でこそ回復する．

　依存症は，正常範囲と病気の境界線の見分けが難しく，病気として認識することが難しい病気である．加えて患者や家族に否認が起こる．文化的社会的道徳的要素も影響する．そして，周囲の人々の陰性感情を引き起こす．このように，依存症はそれが病であると受け入れ難いさまざまな要素を含んでいる．しかし，一定の症状があり，患者本人や周囲の人々の日常生活に支障をきたせば，それは病気であろう．

　アルコール依存症患者の対応を困難にしている最大の原因は，患者に対する治療者の忌避感情・陰性感情である．治療者がこの感情から解放され患者と向き合えた時に有効な治療が始まる．患者は，理解ある援助を求めている．アルコール依存症の治療は決して特殊なものではないことを強調したい．患者もその家族も，よりどころとなる治療者を求めている．彼らは決して，特別な人たちではない．支援を必要とする病者である．

7 アルコール依存症治療革命

Treatment Revolution of Alcoholism

　これまで述べてきたことを踏まえて,「アルコール依存症治療革命」として整理しようと思う.治療革命と名付けるからには,これまでにない大きな変革が起こることになる.どうして「革命」なのであろうか.アルコール依存症を巡っては,すでに大きく変わり始めている.これからさらに大きく変わっていくし,変わらなければならない.それでは,アルコール依存症の何が変わるのであろうか.
　思いつくまま挙げてみる.

　　　　アルコール依存症の表す意味が変わる
　　　　アルコール依存症の治療対象が変わる
　　　　アルコール依存症の治療内容が変わる
　　　　アルコール依存症の治療手法が変わる
　　　　アルコール依存症の治療目標が変わる
　　　　アルコール依存症の治療対応が変わる
　　　　アルコール依存症の治療の場が変わる
　　　　アルコール依存症の誤解偏見が変わる
　　　　アルコール依存症の治療対象数が変わる
　　　　アルコール依存症に対する考えが変わる
　　　　アルコール依存症に対する認識が変わる
　　　　アルコール依存症に対する希望が変わる
　　　　アルコール依存症は特殊な病気ではなく普通の病気に変わる
　　　　アルコール依存症はアルコール使用障害に呼び方が変わる
　　　　アルコール依存症は身体科・一般精神科で診る病気に変わる

アルコール依存症の中核群が重症群から軽症群に変わる
アルコール依存症は普通の精神疾患の1つに変わる

　まだまだアルコール依存症の治療は変わり続けるし，変わり続けなければならない．その内容のうち，重要な事項について説明する．
　「アルコール依存症治療革命」と命名して実行に移したい内容について概要を**表22**に示す．一臨床医に過ぎない筆者は，行政などについては全くの素人であり，現実的でなかったりピントがずれていたりしているかもしれない．その点はお許しいただき，今後の議論の俎上に載せていただければ幸いである．

治療者・支援者の意識改革

「アルコール依存症は病気であること」の徹底した啓発・教育の推進

　アルコール依存症の治療や支援が滞る最大の原因の1つは，一般社会ばかりではなく，治療者までもが「アルコール依存症は病気」とは思えないことである．アルコール依存症は飲酒のコントロールを主症状とする病気である．自己制御困難こそが依存症の症状である．「病気」と思えないから断酒するように強要する．「病気」と思えないから再飲酒を責める．このことのおかしさに気づかなければならない．
　うつ病の患者に，元気がないと責める治療者はいない．幻聴が聞こえる統合失調症の患者に，「けしからん」とはいわないであろう．認知症の患者に，「忘れるな」とはいわないはずである．どうして，依存症ばかりが症状が出た時に責められるのであろうか．やはり「依存症は病気である」，という理解ができていないといわざるを得ない．頭ではわかっていても，再飲酒した際に患者を責めていないか，冷たくしていないか，皮肉をいっていないか，がっかりした顔を患者に向けていないか，悲しげな顔をみせていないか，を治療者は自己チェックしなければならない．
　言葉でいわなくても，このような対応は，患者に対して「自分でがまんしてやめなさい」とできないことを強要することになる．これでは，依存症を理解しないで患者を叱責する家族の対応と同じである．少なく

表 22　アルコール依存症治療構造改革の概要

Ⅰ．治療者・支援者の意識改革：「アルコール依存症は病気であること」の徹底した啓発・教育の推進

Ⅱ．診断名の改革：「アルコール依存症」から「アルコール使用障害」への診断名使用の変更

Ⅲ．治療構造の改革：「これまでの中核群（重症群）」から「新たな中核群（軽症群）」を重視した治療構造への転換
　1．治療の場の改革：「入院主体」から「外来主体」への移行
　2．治療の焦点の改革：「末期治療」から「早期発見・早期治療」への移行
　3．専門性の改革：「専門治療・特殊治療」から「一般治療」への移行
　4．初期介入の改革：身体科での簡易介入の積極的導入
　5．合併症対応の改革：依存症単独治療から統合的治療への移行

Ⅳ．治療スタンスの改革：
　1．「不寛容・直面化」から「受容・動機づけ」への転換
　2．「矯正・強要」から「治療・寄り添い」への転換
　3．「集団一律の治療」から「個別多様性の治療」への転換
　4．「断酒一辺倒」から「飲酒量低減」への拡大
　5．「断酒の支援」から「生きにくさの支援」への転換

Ⅴ．人材開発の改革：
　1．「アルコール問題支援エキスパート」の新規育成・資格化の推進
　2．医学部などでの依存症教育の強化・推進

Ⅵ．地域連携の改革：地域保健・産業保健・メンタルヘルス領域・自助組織との連携システム構築の促進

Ⅶ．家族支援の改革：家族を主体とした支援の推進

Ⅷ．インセンティブ保障の改革：予算化・資格化などのインセンティブ保障の実現
　1．診療報酬に関すること
　2．研究に関すること
　3．研修に関すること
　4．資格に関すること
　5．連携に関すること
　6．教育に関すること
　7．啓発に関すること

とも治療者の態度でないことは明らかである．

　さらには，「依存症は病気である」とする社会全般への啓発が重要である．アルコール依存症患者の飲酒問題を厳しくバッシングする社会で，回復することは難しい．病人を懲らしめてよくなるわけがない．社会が依存症を理解して，社会で回復を見守っていくようになることが，依存症患者の回復を促進し，家族の負担を軽減する．

　2008 年に筆者らが実施したアルコール・薬物の全国家族調査では，アルコール依存症の家族，薬物依存症の家族のいずれも，望むことの第1 位は「依存症の誤解や偏見をなくしてほしい」であった．社会の誤解と偏見が，患者と家族の支援を遅らせ，彼らを苦しめている．自業自得というなかれ．彼らは病人であり，その家族である．彼らは，厄介な病気と闘うことを強いられ，世間からのバッシングに傷ついている．

　かつて，うつ病患者は「甘え」と捉えられて責められたが，今は疾患であることを疑う者は少ない．筆者は，この啓発活動に大きな期待をもっている．根強い偏見が 1 日も早く払拭されることを願っている．

　この啓発活動・キャンペーンに，国や自治体は全力で取り掛かってほしい．この原点が共有されなければ，治療・支援は広まらない．

診断名の改革

「アルコール依存症」から「アルコール使用障害」への診断名使用の変更

　DSM-5 では，依存と嗜癖を巡って大きな変化がみられたことは先に述べた．まず，「依存（dependence）」と「乱用（abuse）」の文言が撤廃されて「使用障害（use disorder）」に一本化され，重症度を評価することになった．「依存」の文言が消えたことになる．そして，私たちには聴き慣れない「使用障害」の文言が登場した．「依存症」という診断名が誤解と偏見にまみれているのに比べて，「使用障害」という診断名は患者にとって受け入れやすいと考えている．そして，相談や治療につながりやすくなるのであれば，大いに歓迎されるべきである．

　アルコール使用障害は，アルコール依存症よりも広く軽症例を含む概念となる．これにより，これまで見過ごされてきたアルコール依存症軽症例に加え，アルコール依存症の診断基準を満たさない「乱用レベル」

の患者も対象として意識できるようになる．このことのメリットは大きい．単純に考えると，アルコールに関連する問題があれば，アルコール使用障害として治療の対象となる．

　今後，臨床場面において，アルコール使用障害の「重症例」を従来通りアルコール依存症と捉えて対応することはやむを得ないかもしれないが，それ以外は，「アルコール使用障害」として対応することを推奨したい．その点で，DSM-5 の改訂による「使用障害」の登場は，治療対象拡大を後押しする重要な要素であると考えている．

治療構造の改革

「これまでの中核群（重症群）」から
「新たな中核群（軽症群）」を重視した治療構造への転換

　わが国のアルコール依存症患者が，ICD-10 の診断基準で 109 万人と推定されるのに対し，実際に治療を受けている人は 4 万～5 万人程度に過ぎないという愕然とさせられる報告については先に述べた．このギャップをどのように考えるか？　どうして，これだけ大きなギャップがあるのか？　未治療の人たちは治療が不要なのか？　治療を受けていないのはどんな人たちなのか？

　わが国のアルコール依存症治療は，「久里浜方式」として一律に 3 カ月間専門病棟へ入院し，集団プログラムを受ける方法が普及・定着した．これは画期的なことであり，専門的治療をするという使命に基づき，重症患者が対象とされた．その後，認知行動療法に重きが置かれ今日に至っているが，2～3 カ月の入院治療は「ひな型」として続いている．こうして，一般精神医療とは別の場で「特別な治療」が誕生し，その方法が全国に広がった．アルコール依存症の治療は一般精神医療とは乖離したまま今日に至っている．

　さらに，専門治療を行う医療機関が対象としてきた「中核群」は，アルコール依存症の「進行群」であり「重症群」であった．一方で，大多数を占める「真の中核群（軽症群）」は，自分が依存症であることも知らず，治療を受けることなく経過してきた．「重症群」ばかりを対象にしてきた医療者は，治療の困難さに無力感を抱え，患者に陰性感情をも

ち，疲弊し，離れていった．

　アルコール依存症の治療は，決して特殊なものではなく，専門医療機関でなくても治療は可能であるのに，重症例ばかりを対象としてきたため，特殊だと誤解してしまった．がん治療に例えれば，末期のがん患者のみをがん治療の対象にしてきたようなものである．

　これまでの「軽症群」，つまり大多数を占める「真の中核群」を早期に治療につなげ，「重症群」を減少させることが重要である．早期発見・早期治療に重点を置くべきである．そして，「依存症」という病名には，誤解と偏見が強いため，一部の「重症群」を除いて，「使用障害」を前面に出していくことが望ましい．

　これ以降は，「真の中核群」は「新たな中核群」と呼称を統一して記載する．いずれも，これまでのアルコール依存症治療においてあまり治療対象とされてこなかった大多数のアルコール依存症軽症群を指す．

　「新たな中核群（軽症群）」を治療につなぐカギは，身体科医療機関で簡易介入ができるかどうか，一般精神科外来で「普通に」診られるかどうかである．気分障害，不安障害などのありふれた精神疾患と同様に，「特別視しない」治療システムが望ましく，身体科や一般精神科外来での対応が基本となる．その際は，必ずしもアルコール問題を前面に出す必要はなく，身体問題，ストレス対処・メンタルヘルス問題として介入することが自然であろう．重症例，治療困難例は専門医療機関につなぐ．

　これまで，アルコール依存症について議論する場合，当然のように「重症群」を念頭に置いていた．治療ガイドラインしかり，依存症対策しかりである．私たちは，随分と片寄った見方をしてきたのではないだろうか．重症群と非依存症群に大別され，多数の依存症中核群は放置されてきた．彼らにこそ，適切な支援・治療が必要なはずである．以上のことを**図30**に示す．アルコール健康障害対策はこのような視点で進められることを期待している．

　以上述べてきた，「新たな中核群」への治療者側および患者側双方の意識づけと具体的な対応法の構築が重要になる．具体的にどのような変革が起きており，今後さらにどのように進めるかを以下に示す．カギは「早期介入」と「治療の普遍化（一般化・非特殊化）」である．

図 30 これまでのアルコール依存症中核群（重症群）と新たなアルコール依存症中核群（軽症群）

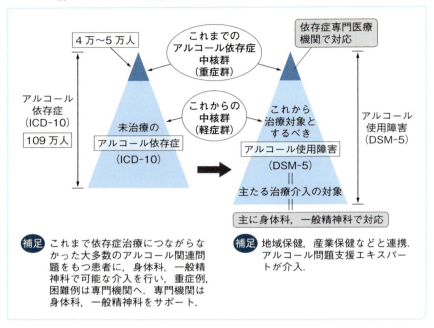

1 ▶ 治療の場の改革：「入院主体」から「外来主体」への移行

わが国のアルコール依存症治療は，これまで歴史的に入院治療で行うことが基本であった．専門クリニックによる外来での治療を積極的に行う医療機関はあるものの，数は限られており治療の中心にはなっていない．

ただし，重症のアルコール依存症患者であっても外来で対応することが可能になっている．激しい症状をもつ患者は以前に比べて減少しており，連続飲酒状態で解毒入院を要する患者はあっても，離脱期，渇望期を乗り切れば，依存症の治療自体は外来で可能になっている．専門クリニックの治療者は，通院で治療は可能であると述べていることも納得できる．外来通院を続けつつ，デイケアや作業所，自助グループや回復施設を利用すると，十分な治療体制を作ることができる．

また現在，多くのアルコール依存症専門病棟はベッドが埋められず経営に苦労している．入院治療によって解毒し，その後 ARP を行う長期入院治療を受け入れられる患者は限られている．「アルコール依存症治療＝入院治療」という図式はすでに過去のものとなっている．入院治療の対象は，一部の重症例，入院治療で対応が必要な合併症をもつ例，通院治療では困難な例などに限定される．入院はしても解毒目的が中心になるであろう．以上は，これまでのアルコール依存症中核群，つまり重症患者の話である．

　ここでの対象は，「新たな中核群」つまり軽症群である．患者は基本的に入院治療に消極的である．入院させられることを拒んで通院を渋る例も少なくない．軽症群であれば入院を要する機会も少なくなる．重症群・軽症群を問わず，アルコール依存症治療の中心は「外来」である．この傾向はますます進んでいくであろう．

2 ▶ 治療の焦点の改革：「末期治療」から「早期発見・早期治療」への移行

　これまでのアルコール依存症の治療対象は，「重症例」であったことはすでに繰り返し述べた．つまり，「進行例」，「重症例」となって初めて治療に登場することが通例であった．先に述べた通り，がん治療に例えれば，「末期がん患者」を主対象としてきたようなものである．そのような状態になるまで介入されてこなかったことに大きな問題がある．あらゆる立場の治療者の頭の中に，「アルコール依存症＝アル中（重症例）」という認識が強かったため，「あなたはまだ依存症ではないですよ」，「アル中ではないですよ」と診断され，治療介入が遅れていたのではないかと思われる．

　アルコール問題が主で受診した患者であっても，同様の対応をされた経験を話してくれる患者は少なくない．ましてや，気分障害や不安障害など，他の問題で受診した患者に対しては，アルコール問題に触れられることもなかった例が多い．患者はアルコール問題に触れられることに抵抗があるように，治療者もアルコール問題を見逃してきた可能性がある．軽症例では，アルコール問題についての抵抗は強くない．また，断

酒をテーマとしなくてもよい．

　これまでのアルコール依存症中核群の認識を軽症群に転換することで，アルコール問題の芽を摘んでいく対応が求められる．アルコール依存症の治療は，「早期発見・早期治療が基本」と認識して介入することが，わが国のアルコール関連問題対策の重要なカギであると考えている．

3 ▶ 専門性の改革：「専門治療・特殊治療」から「一般治療」への移行

　歴史的にわが国のアルコール依存症治療は，専門医療機関の専門病棟で行われるものという認識がされてきた．確かに治療プログラムは集団で行うことを中心に組まれており，対人関係の問題を抜きにしては考えられないこと，他の依存症患者を診て自身の問題に気づくこと，周囲から偏見をもって責められることや孤独感から守られること，自助グループにつながりやすくすることなど，同じアルコール依存症患者を集めて集団で治療を提供するメリットは大きかった．ただし，この対象は従来のアルコール依存症中核群に対してである．つまり重症群に対しての治療といってよい．

　「新たな中核群（軽症群）」であれば，外来での個別の介入での治療効果は期待できる．外来でも一定の患者が集まる医療機関であればミーティングは開けるかもしれないし，自助グループを利用することは可能である．何より，アルコール依存症が特別な疾患として一般精神科医療から排除されるのを防ぐメリットが圧倒的に大きい．「新たな中核群」に対しては，一般精神科医療機関で通常の治療を「当たり前に」受けられることが求められる．アルコール依存症は，ありふれた精神疾患の1つである．

4 ▶ 初期介入の改革：身体科での簡易介入の積極的導入

　アルコール依存症患者の大多数は精神科ではなく身体科医療機関を受診している．しかし，そこから依存症治療につながる例はきわめて少ない．身体科ではアルコール問題があることは認識していても，依存症治療につないでいる治療者は限られる．その理由として，①忙しさのため紹介する余裕がない，②紹介する先がわからない，③患者が紹介に抵抗

する，などが考えられる．

　当センターに身体科から紹介されてくるアルコール依存症患者は，①問題行動・トラブルを起こす患者，②連続飲酒で身体治療が困難な患者，③指示に従わない患者，④せん妄や随伴する精神症状が問題となる患者，などである．肝機能障害，消化器症状などがあっても，おとなしく治療を受けている患者は紹介されることが少ない．アルコール依存症患者の特性として，素面で身体科を受診する際は問題がないかのようにふるまったり，優等生であろうとしたりするであろう．

　身体科には，多くの「新たなアルコール依存症中核群」が受診している．しかし，患者自身も治療者も依存症という視点をもっていない．あるいは重要視していない．短期間断酒したり，飲酒量を低減したりできれば，依存症ではないという認識をもってしまう．ここでも，従来のアルコール依存症中核群こそアルコール依存症であるという考えがある．

　診断基準に基づくと，飲酒のコントロール障害の問題が起きていると自覚しても修正できなければ依存症の診断がつく．このことが周知される必要がある．現在，アルコール依存症専門医療機関を受診する患者は診断に迷うことなく，100％依存症である．この視点を変えていかなければ，いつまでたっても重症患者・末期患者の治療に終始することになる．

　それでは，身体科で何ができるか．身体科には精神科を受診するほどの抵抗はない．検査データが悪いと「酒を飲むな」といわれ，家族からの監視や叱責が強くなる懸念はあるとしても，精神科を受診することとは明らかに受診の閾値が違う．身体科に期待したいのは，短期介入・簡易介入（ブリーフインターベンション）である．単に「飲んではいけない」，「控えなさい」ではなく，依存の視点を盛り込んだ簡単な介入をできるようにしたい．多忙な業務の中で短時間であってもやれることはあり，その効果を期待できる．この介入は医師が担当しなくてもよい．アルコール問題支援エキスパートが担う．

　イメージとしては，メタボリックシンドロームの栄養指導や糖尿病の食事療法のようなものを考えている．つまり，目標を決め，モニタリングをして，よい結果が出れば評価する．悪い結果が続けば介入する．治

療介入の時間がとれない部分はホームワークで補う．モデルは糖尿病のモニタリングである．動機づけ面接法が糖尿病の治療にも応用されている話を聞くが，飲酒問題にしても糖尿病や高血圧対策をモデルとすればよいのではないか．肝機能を指標とすることが関わりやすいであろう．飲酒量チェックだけでもよいであろう．身体科の依存症の視点を取り入れた介入に期待している．ここでも依存症は特殊ではないことを強調したい．

5 ▶ 合併症対応の改革：アルコール依存症単独治療から統合的治療への移行

　これは，一般精神科での精神科合併症のある患者の治療に関してである．アルコール問題が目立つと，「アルコール患者」として診療が雑になっていないだろうか．「従来のアルコール依存症中核群（重症群）」は，専門治療へつなぐことが必要かもしれないが，「新たな中核群（軽症群）」に対しては他の合併症と分けて考えずに，一緒に治療を提供することを期待したい．飲酒にはストレス状況，環境状況，対人関係状況などが密接に関係している．特に軽症群であれば，なおさら患者を取り巻く状況と飲酒量・頻度はリンクしていることが多い．飲酒問題を直面化せず，うつ，不安，パニック発作，不眠，身体不調などを悪化させている要因として統合的に考えて治療を続けていく姿勢が大切であると考えている．

　簡易介入ツールやモニタリング手帳などを使い，患者が望む目標に向けて協働して対処していく姿勢が大切である．ここでも断酒の強要，再飲酒の叱責はせず，ストレス問題，メンタルヘルス問題として取り上げ，飲酒量は体調の指標として診ていく視点が大切である．

　一般精神科医療に求めることは，アルコール問題があっても慌てず避けず，そのままを受け入れて対処していくことである．特別な治療を提供しなくても付き合っていくだけでもよい．メンタルヘルス問題が快方に向かえば，飲酒問題も快方に向かう．これは「新たな中核群」の特徴であると考えている．アルコール依存症に対する治療と，他の精神科疾患に対する治療は切り離さないことをお願いしたい．

治療スタンスの改革

「不寛容・直面化・矯正・強要・一律・断酒一辺倒」から
「受容・動機づけ・治療・協働・個別重視・飲酒量低減」への転換

1 ▶ 「不寛容・直面化」から「受容・動機づけ」への転換

　かつて行われていた「不寛容・直面化」では有効な治療とならず，すでに時代遅れである．「受容・動機づけ」こそが依存症治療に大切な基本的態度である．以上のことは，これまで述べてきた通りである．

2 ▶ 「矯正・強要」から「治療・寄り添い」への転換

　1と共通する部分が大きいが，「アルコール依存症は病気である」という認識ができていないと，治療の視点ではなく矯正となり，矯正となると強要が行われることになる．治療は，矯正・強要からはかけ離れたものである．以上についても先に述べた．

3 ▶ 「集団一律の治療」から「個別多様性の治療」への転換

　かつてのアルコール依存症の治療，つまり久里浜方式では，重症患者を集団処遇で入院治療を提供してきたことから，「集団一律の治療」が基本であった．

　患者によって対応を変えることが病棟の秩序を乱すと，敢えて一律横並びの対応を意識していた時代があった．しかし，個々の患者は一律ではない．個々の患者の症状や問題，必要な治療や支援はそれぞれ異なることが普通である．そのニーズに合わせた治療の方が効果的であることは明らかである．

　個別の患者の必要なニーズを明らかにして，個々の患者に適した柔軟な治療の提供が基本となる．

4 ▶ 「断酒一辺倒」から「飲酒量低減」への拡大

　最近，「飲酒量低減か断酒か」という議論がされている．断酒の強要は，患者を治療から遠ざけ，飲酒行動に向かわせる．断酒を目標にすると，治療者は再飲酒を責めてしまう．再飲酒を責められると，より飲酒

行動に向かわせる．患者は，再飲酒を失敗と捉えて苦しくなり飲酒に向かう．初めから断酒の覚悟ができている患者は，その思いを維持していけるように関わる．飲酒量低減を目標とする患者には，その目標に沿った治療計画を患者とともに検討し，低減できるように試みる．飲酒量低減を達成できなくても決して責めずに，別の方法を提案していく．その延長線上に断酒を決心できればよい．これを二者択一にすることはナンセンスである．

　飲酒量低減の先に断酒があると考え，治療介入していく．身体的な重症例などについても，断酒の必要性を十分説明するものの，飲酒量低減か断酒かを最終的に決めるのは患者本人である．つまり，治療者は説明と提案をきちんとすることは当然であるが，「決定するのは患者自身である」という原則を守る必要がある．治療者は，症状の改善を目的とする．治療者が，断酒を強要してきたデメリットを考慮すると，この対応の方が，「治療的」でもある．治療者は断酒を強要せず，良好な治療関係を築き，患者の利益となる対応を心がける．

　以上は，「ハームリダクション」の考え方であり，依存症治療の基本となるものである．「不寛容・厳罰主義」では依存症の治療はできず，「反治療的」であるといっても過言ではない．

5 ▶「断酒の支援」から「生きにくさの支援」への転換

　私たちはこれまで，「酒をやめさせること」ばかりに囚われてきた．断酒にばかり近視眼的に囚われすぎたのではないだろうか．そのため，治療者と患者は「飲む・飲まない」で綱引きになりがちであった．

　アルコール依存症の治療・支援の目的は，「酒をやめさせること」ではなく，「生きにくさの支援」であり，「生きることの支援」である．依存症を，「生きにくさを抱えた人の孤独な自己治療」と考えた場合，「生きにくさ」が軽減しなければ酒は手放せないであろう．人に癒されるようにならなければ，無理に断酒を続けようとしても難しい．

　「断酒の強要」，「再飲酒の叱責」が反治療的であることは先に述べた．患者は，酒をやめさせられることに抵抗するのは当然である．説得で解決するものではない．酒を手放せるためには，酒に求めていた「仮初め

の癒し」に変わる「本物の癒し」を人から得られるようになることである．患者は，人に癒されないからこそ生きにくく苦しい．その「生きにくさの支援」が主となるべきである．生きにくさが軽減することにより，患者自ら断酒に向かうようになる．

治療者・支援者には，「断酒の支援」ではなく「生きにくさの支援」が求められる．私たちは，今一度，「依存症は支援すべき病気である」という認識を確認しなければならない．

人材開発の改革

「アルコール問題支援エキスパート」の新規育成・資格化の推進

アルコール依存症に対して，正しい知識をもって対処できる人材は限られている．中には専門医療機関に勤務していても，古くからの誤った対応に終始している例もあると聞く．そうであれば，アルコール依存症に対して適切な対応をできる人材を新たに育成することは有用である．自己流の対応ではなく，一定のエビデンスに則った共通理解のもと，同じ視点でアルコール問題に取り組める戦力が必要であると考える．基本的な依存症に対する正しい知識をもち，適切に対応できる人材を，さまざまな職種の支援者から育成して資格化することを，現状を打開する重要な戦略として考えたい．

アルコール依存症を診る専門医を急増させることは難しい．身体科医療機関，一般精神科医療機関，地域保健，産業保健に非医師のエキスパートを配置することにより，①知識・情報の提供，②簡易介入，③適切な連携の促進，を実施する．これは，ケアマネージャーをイメージした役割であり，疾病教育や簡易介入を行える保健師的な役割をも期待している．このような「アルコール問題支援エキスパート」を国が資格化して，身分を保証できれば，人的資源は増えると考える．このような人材が，医療機関や地域保健，産業保健の分野に配置されることは，治療的介入や連携の促進役として期待される．国が資格化することによりインセンティブが生まれ，支援にあたる人材が増える．

加えて，断酒会会員などの回復者が一定の研修を受けて，「回復者支援員」，「回復者相談員」として，回復の経験と知恵を生かしてもらうこ

とも大切である．すでに，回復施設職員研修は国の事業として始まっている．研修を受けた当事者が，依存症からの回復を支援する社会資源となって活躍できることは自然である．これに資格を設定して認定することは，有効な人材開発となるであろう．

アルコール依存症は人が関わって支援する疾患である．支援体制の向上のためには，人材育成が不可欠である．このような理由で，「アルコール問題支援エキスパート」や「回復者支援員」の育成と資格化は重要な対策になると考えている．

さらに付け加えるなら，医師のアルコール依存症に対する理解が進まなければ，「新たな中核群」に対する治療・支援も立ち行かない．医師の支援を広げるためにも，「アルコール医療認定医」，「アディクション医療認定医」といった新たな資格を身体科医師，一般精神科医師を対象に設けられないであろうか．正しい理解の共有と適切な対応の促進のためには，先に述べた非医師を想定したエキスパートだけでは十分ではない．かといって，専門医に任せていればよいという流れになってもいけない．このようなことに配慮した医師の育成が実現すれば，よい医療の提供につながる．この認定医は，産業医の資格認定をイメージしたものである．

いずれにしても，圧倒的に足りない正しい支援のための人材育成こそ，現状を改善するための決定打となるであろう．以上は，筆者の以前からの夢である．アルコール問題のみならず，薬物問題，ギャンブル問題の支援対策が国で盛んに検討されている現在，現実的な国の対応に期待したい．

地域連携の改革

地域保健・産業保健・メンタルヘルス領域・自助組織との連携システム構築の推進

新たなアルコール依存症中核群に介入技法を広げていくためには，医療機関だけでは十分ではない．地域保健，産業保健との連携が不可欠である．精神保健福祉センター，保健所，保健センター，企業の健康管理室，地域包括支援センター，訪問看護ステーション，自助グループなど

とのつながりが求められる.

　地域の中のアルコール問題を見逃さず，早期に適切な介入を進めるためには，それぞれの機関で，共通したアルコール使用障害の正しい認識をもち，各機関の基本的な役割を共有していることが大切である.

　「共通認識」，「役割分担」，それを円滑に進める「良好なコミュニケーション」がポイントとなる．これらを育成するための研修システムの構築は，先の「アルコール問題支援エキスパート」の育成と合わせて系統的に行われることが必要になる．地域にエキスパートの資格をもつ人材が多く存在することが大切であり，支援の底上げの大きな力になると考える．エキスパートが育成され，地域に広がることで，一般社会の啓発にも資することが期待される．

　今後，ますます増加する高齢者や，出産年齢の女性のアルコール使用障害患者に対しても十分対応できる体制が必要である．他のメンタルヘルス領域と一体となって啓発，支援，連携が推進できれば，アルコール使用障害を巡るわが国の状況は，大きく改善するであろう．以上は，①広い人材育成とインセンティブ保障，②関係する機関の役割分担と連携，③切れ目のないアルコール使用障害支援に集約される．

　連携の在り方についての概要を述べた．カギは，先に述べた新たなエキスパート資格者による連携である．彼らがつなぎ役となる連携システムが地域にできていくことが，さまざまな点から有効であると考える．アルコール健康障害対策基本法が施行された現在，かつては机上の空論であったことが検討され，実現することを期待したい．

家族支援の改革

家族を主体とした支援の推進：「患者の回復支援目的の家族支援」から「家族自身を直接の支援対象とした家族支援」への展開

　これまでの家族支援は，アルコール依存症患者の治療の一環としての性格が強かった．患者にアルコールをやめさせるために家族はどうするべきか，ということが主題になっていた．しかし，全国のアルコール依存症の家族調査によると，「患者の回復支援目的の家族支援」の前に「家族自身を直接の支援対象とした家族支援」が必要であることを強

く感じる．多くの家族は，高いストレス状況にあり，それが何年にもわたって継続する．

　家族が当事者のアルコール問題を感じてから相談・治療につながるまでに 7.0 年かかっているという事実，相談先へのアクセスの問題に加え世間体・社会的偏見が相談を困難にしている事実，当事者が断酒していても家族のストレス状況が続いているという事実，そして，家族自身が孤立して疲弊していくという事実は重大であり，当事者の病状以上に深刻な健康障害を引き起こしても不思議ではない．

　家族が置かれている状況やニーズを知るにつれて，家族こそが独立して支援を受けるべき対象であると確信している．家族に対しては，副次的な支援に終わらず，適切な支援を十分に提供していくことが求められる．この意識の転換が最も重要である．

　家族に関する調査からは，アルコール依存症患者の家族を取り巻く厳しい状況が伝わってくる．家族の厳しい状況と必要な支援が指摘されてきたが，状況はほとんど変わっていないかのようである．アルコール健康障害対策基本法の施行が，根本的な改善に向かう契機となることが望まれる．具体的には，相談機関，医療機関，行政機関などさまざまな領域で，患者への支援と同程度かそれ以上の家族支援を提供する体制の整備が必要である．そのためには，家族支援の意識の共有，マンパワーの確保，予算の確保などが不可欠である．

　家族が変わることで患者を回復させようとする意識が強すぎると，家族支援は硬直した余裕のないものとなりやすい．家族が支援を受けて余裕と安心を取り戻せるために，「家族を主役とした支援」の提供を提案したい．

インセンティブ保障の改革

予算化・資格化などのインセンティブ保障の実現

　以上述べてきたことが実現するためには，具体的な実行に伴うインセンティブが保障されなければならない．①診療報酬に関すること，②研究に関すること，③研修に関すること，④資格に関すること，⑤連携に関すること，⑥教育に関すること，⑦啓発に関すること，などのいずれ

にもインセンティブが必要である．誰かの自己犠牲的な頑張りでどうにかなるものではない．これまで述べてきたことが実現するか否かは，関わる人たちにメリットを実感できるものを提供できるか否かにかかっている．

以前，筆者が精神医療関係者に対して何かを提案する際，「…するべきである」，「…でなければならない」という言い回しをしていた．たとえば，「すべての精神科医は薬物依存症を診るべきである」と叫べば叫ぶほど，強調すれば強調するほど，誰も聞き入ってはくれなかったように思う．かつて，筆者が熱く訴えれば訴えるほど，受け手は白けて「よくやるねえ」という対応をされた．

筆者は，方針を変え，「楽しくできる薬物依存症の治療」，「誰でもできる薬物依存症の治療」，「ようこそ外来とごほうび療法」などとして楽しく伝えようとするようになった．「診るべきである」といっても相手にされなかった理由は今ではよく理解できる．「やってみませんか．楽しいですよ」と提案する方が関心をもってもらえることを知った．これは，アルコール依存症患者に対する関わりに共通したところがある．頭ごなしに強要されても不快なだけである．「いいことがあるよ」，「楽しいよ」というメッセージこそが必要であることがわかった．

人は罰では動かない．動いたとしても嫌々渋々である．一方，ごほうびは人を無理なく動かす．自発性を引き出す．「ごほうび療法」が有用なのは当然であろう．忌避感情の強い身体科医療，一般精神科医療に対して，何らかの「ごほうび」，つまりインセンティブを保障することが大切であることを強調したい．

真っ先に浮かぶのは金銭的な補償，つまり診療報酬上の裏付けである．アルコール依存症患者に対して何らかの治療上の介入を行った場合に，それに見合った報酬を付けることが必要である．現在，アルコール依存症に特化して認められているのは「重度アルコール依存症入院治療管理加算」くらいである．財政が厳しい中では，治療の有効性にエビデンスがあることを示さないといけないだろう．また，研究費が付けば人は集まる．研修を受けることで何らかのインセンティブがあれば人は集まる．資格が取れればより人を引き付けるかもしれない．身体科と精神科が連

携を取ることで診療報酬が付けば，連携が活発になるかもしれない．

　私たち依存症を専門にしている治療者からは，依存症の治療は興味深く貴重な学びが得られること，他の難しい疾患を診る際にも応用できる経験が得られることなど，その魅力を伝えていかなければならないと考えている．さらに，その対象は医師に限らず，看護師，精神保健福祉士，臨床心理士，作業療法士など職種を問わず，すべての医療・支援に関わる人たちである．私たちができることは，診療報酬加算以外のインセンティブの提供である．

8 新たな中核群に対して どのように医療を提供するのか

新たな中核群に対する治療の提供のために

　アルコール依存症の治療対象の中心を，これまで治療につながっていなかった多数の患者群に置くことの必要性を述べてきた．必要ではあるが，これまで対象外となっていた多くの患者を医療，とりわけアルコール依存症治療につなげることは容易ではない．つなぐことは大切であっても，どうやってつなぐのかが示されなければ，単に机上の空論になってしまう．

　新しい中核群に対しては，治療側，患者側双方の意識改革が不可欠である．そして，これまでの「アルコール依存症＝アル中」のネガティブなイメージは払拭しなければならない．疾患をこれまでとは全く異なった視点でみて対応することが大切である．身体科医療および一般精神科医療の疾患に対する認識を変えるために，これまでのアルコール依存症とは「別物の」疾患であるという意識づけが大切であると考える．

　具体的には，「軽症のアルコール使用障害の患者を通常の医療の中でみつけたら，このようにだけでもしてもらえませんか」という提案をしていくことが大切であると考える．「これまでのアルコール依存症（＝アル中）を診てください，といっているのではなくて，もっと軽いアルコール使用障害の人に関わってもらえればアルコール依存症（＝アル中）になるのを防げるのですが…」というスタンスである．

　厳密な診断基準からいうと矛盾することを提案していることになるが，「アルコール依存症＝アル中」のあまりに大きい負のイメージを払拭するためにはやむを得ないと考える．あるいは，「これまでのアルコール

依存症（＝重症アルコール依存症）」から，「これからのアルコール依存症（＝軽症アルコール依存症）」としてもよいわけであるが，この理解は混乱を招いてしまう．とすると，「アルコール使用障害＝アルコール依存症前段階＋軽度のアルコール依存症」という意識づけができると望ましいのではないかと考えている．それを前提に，「アルコール依存症は専門医療機関が診ます．アルコール使用障害は身体科医療機関と一般精神科医療機関で診てください」とする方がすっきりするかもしれない．これらは，厳密なDSM-5診断とはいえないが，混乱を避けるために便宜的にこのように使い分けられることも一法と考えている．いずれにせよ，DSM-5の使用障害診断の登場は，アルコール依存症に対する強烈な忌避感情を軽減するためには，大いに歓迎されることである．この概念を使わない手はないであろう．

身体科医療での受け入れのために

身体科医療機関には，多くの「新たなアルコール依存症中核群」の患者が受診する．ただし，そのほとんどは，身体面の治療に終始していることが実情であろう．せっかく医療につながったからには，何とか「アルコール使用障害」の治療に導入したい．とはいっても，特別なことをしなければならないわけではない．

実は，アルコール依存症者が109万人いると推定されている中で，身体科医療機関を受診している人が82.9％，健康診断を受けている人が69.6％あることがわかっている．これらの人たちに対していかに依存症治療介入ができるかが課題であるといえよう．

1 ▶ 身体的な問題の適切な治療と信頼関係の構築

身体科の強みはもちろん身体疾患・症状を診立てて治療することができることである．アルコール依存症は，身体疾患を高率に合併する．そして，依存症の悪化とともに，身体状態も悪化していく．身体面で重篤な問題がある場合，精神科単科の医療機関では対処できない．きちんと身体面を診ることができることは大きな強みである．

また，アルコール依存症患者は，身体科医師のいうことは聞き入れる

ことが多いと感じている．身体疾患の治療を適切に行いながら，良好な治療関係を築けると，その後の治療はとてもやりやすくなる．身体面の治療は，最初の重要な介入であることが多い．そして，身体の治療だけで終わらせてはいけない．その後の飲酒行動への介入につなぐことが必要である．

　患者は，身体疾患・症状を治療した医師や治療スタッフからの提案は受け入れやすいはずである．身体面の治療が身体科の基本である．その医師や治療スタッフが，他の医療機関に紹介するよりも，自らが「アルコール使用障害」の治療に関わることはとても有効であると考える．治療の基本は，外来でのモニタリングの継続と簡易介入である．身体科医師の指示によりアルコール問題支援エキスパートが治療的介入を行う．

　高齢化が進むと同時に，高齢のアルコール使用障害患者は確実に増え続けていくであろう．その多くは身体面の問題がテーマとなる．身体科が関わることの重要性はますます大きくなっていくであろう．

2 ▶ 検査データ・飲酒状況などのモニタリング
〜モニタリング手帳の活用〜

　飲酒による害や問題はこれまでも指摘されてきたはずである．そこでもう一歩踏み込んでもらえれば十分である．その際にモデルとなるのが，糖尿病の血糖値やHbA1c，高血圧症の血圧のモニタリングである．

　糖尿病の食事療法や運動療法の手引きに基づいた簡易指導，高血圧症の塩分制限などの情報提供と簡易指導をイメージしてもらえるとわかりやすい．糖尿病手帳によって検査データをモニタリングしていくように，たとえば，アルコール性肝障害で受診した患者の場合，肝機能のデータを自ら記入し，酒類と飲酒量を合わせてモニタリングしていく．患者によってはドリンク表示で記入することも意欲を引き出せるかもしれない．

　加えて，飲みすぎたと感じたエピソードをメモする欄を作っておく．また，頑張れた出来事，工夫をしてうまくいったことなど，負担に感じない範囲で「楽しく」続けてもらえれば成功である．治療者は，その手帳に目を通して評価する．ここまでは現在も行われている糖尿病や高血圧症でのやり取りと変わらない．

肝機能障害の数値がわかりやすく，患者も関心があるため実施しやすいと思われる．これは，アルコール専門医療機関でも行われている手法であり，その際，前向きに取り組んでいれば十分評価して，「小さなごほうび」を提供する．ごほうびは，治療者からの「ほめ言葉」でもよいし，「目標達成シール」でもよいし，「ミニ表彰状」でもよい．患者が小さな達成感をもち，モチベーションにつながれば成功である．これは，随伴性マネジメント（ごほうび療法）として有効性にエビデンスのある方法である．逆に，肝機能が悪化した場合，責めることなくその原因について患者に考えてもらい，対策を患者自身に立ててもらう．治療者はコーチ役である．よくない行動には，責めることなく懸念を示す．大切なことは，必ずよい面を評価して，患者に意欲をもたせることである．

　結果につながらない場合は，治療関係がうまくできているか，目標が高すぎないか，動機づけができているか，を評価することが大切である．短い診療時間中であっても，一言話題にできればよい．

　ここで重要なことは，アルコール使用障害に関する，使いやすく意欲を引き立てるモニタリング手帳の活用である．標準的な「アルコール使用障害用の手帳」が開発普及するだけでも大きな前進である．そこに，アルコール使用障害についての情報・ミニ知識を盛り込んだり，飲酒に対する対応のコツなどを盛り込んだりできればさらによい．要は，一方的な知識の提供ではなく，手帳を通して患者と医師・スタッフがやり取りを続けて，モチベーションを高めたり維持したりできることである．5〜10分という短時間の関わりにおいても有効な手法になると考えている．糖尿病手帳に一工夫を加えたものをイメージしてもらいたい．

　その際に，医師・スタッフは，動機づけ面接法を少しでも身に着けられると，アルコール使用障害以外の慢性疾患の治療にも有効である．これからは，精神科医師・スタッフだけではなく，慢性疾患の治療に当たる医師・スタッフにも広くこの手法が普及することを期待したい．すでに熱心な治療者は動機づけ面接を使って対応していると聞く．また，糖尿病専門医でデータが悪いと患者を叱責する医師は失格であるという話を聴いたことがある．もしかすると，すでに精神科医よりも精神療法的な身体科医師は案外多いのかもしれない．

3 ▶「アルコール使用障害」の教育・指導ができるエキスパートの育成

　身体科医療機関において，アルコール依存症についての教育・情報提供を実施することはとても重要である．その際に，アルコール依存症という文言は使う必要はなく，「アルコール使用障害」を使うことが望ましい．誤解と偏見にまみれた「アルコール依存症」を前面に出さないことが大切である．

　教室の講師は，当初は専門医療機関や相談機関から講師を派遣してもらうが，身体科の看護師などが研修を受けて，講師役を担当できるようになると可能性が広がる．ここでも糖尿病の生活指導をモデルとして，アルコール使用障害に関するエキスパート（アルコール問題支援エキスパート）を，身体科を中心に育成することが重要である．

　これまでは，アルコール依存症のエキスパートは一部の精神科医療機関にしかいなかった．必要なのは，身体科の方ではないだろうか．この発想の転換が必要であると考える．末期のアルコール依存症患者に啓発・教育・指導するより，早期発見・早期治療である．そこに介入する人材が絶対的に必要である．そして，それは医師である必要はない．これが重要なポイントになると考えている．当然，このような人材に対しては，それに見合った資格と診療報酬が伴う．人と制度が動くためには，インセンティブの保障が不可欠である．

4 ▶ 身体科で対応困難な患者の紹介・連携体制の整備

　「アルコール使用障害」の主な治療の場は，身体科医療機関とはいえ，手に負えないアルコール依存症患者も受診する．身体科でできることを試みても改善が難しいと思われる患者や，精神疾患の合併がある患者，処遇が複雑で困難な患者などに対しては，適切に評価して適切な医療機関に紹介する必要がある．

　患者が治療につながらず治療ができない場合は，家族に精神保健福祉センターに相談に行くことを勧める．患者のアルコール依存症が重症であり，通常の対応では難しい場合は，アルコール依存症専門医療機関を勧める．合併する精神科的問題や症状が深刻な場合は，一般精神科医療機関やアルコール依存症専門医療機関を勧める．このように必ずしも明

確に区別できないこともあるが，状況に応じて紹介・相談をできる連携の構築が重要である．身体科，一般精神科医療機関にとっては，専門医療機関が控えていることは大きな余裕となるかもしれない．

このように，医療機関ごとの役割分担がしっかりしていると，安心して対応できる．これまで，アルコール依存症を診る医療機関が患者を一手に引き受けてきた．それもほとんどが重症患者であったことを考えると，役割分担できることにより治療の幅が大きく膨らむことに期待したい．

一般精神科医療での受け入れのために

1 ▶ アルコール依存症患者を受け入れる意識改革と準備

一般精神科医療でアルコール依存症を受け入れやすくするためには，アルコール問題を前面に出しすぎないことがコツである．「アルコール依存症」の文言は当然として，「アルコール使用障害」の診断名も最低限の使用にとどめることを提案したい．

一般的に，アルコール依存症患者にアルコール問題を直面化することはよい方法とはいえない．飲酒に対して両価的になっている患者に対して，一方的な問題の指摘や，断酒・飲酒量の低減の強要は抵抗を強め，反対の方向へ追いやることになりやすい．

患者は自身のアルコール問題を指摘されることに抵抗感を示すことが多い．そして，抵抗感が強い患者ほど，アルコールに依存している可能性がある．アルコール問題は患者にとって触れられたくない問題であれば，直面化しないで受け入れやすくすることから始めれば抵抗は軽減できる．話の流れの中で，課題の1つとして「さりげなく」取り上げる．決して責めるような批判的な対応は望ましくないことに留意する．自らアルコール問題を語ってもらえるような対応が望ましい．

軽症群の患者ほど，アルコール問題を扱うことに抵抗は少ないといわれる．患者自身に関心があり改善を望む思いが強い場合はもちろん介入をするが，あまりアルコール問題の話にばかり集中しない方がよい．ストレス対処，メンタルヘルス問題として，アルコール問題も合わせて考えよう，というスタンスの方が受け入れられやすいと思われる．

一般精神科医療でアルコール問題をどのように扱えばよいのか．基本はメインの問題として扱わないことである．「ストレス対処の問題」，「人間関係の問題」，「うつや不眠の問題」，「自律神経症状・心身症の問題」として，何らかの支障をきたしており，患者自身が問題に感じていることに焦点を合わせる．通常の精神科医療を提供することが大切である．その対処法の1つとして，飲酒の話題が取り上げられることは自然なことである．患者自身がアルコール問題に気づいて対処できるようにコーチングしていくことが望ましい．

　逆に一般精神科医療でアルコール問題を見落とすか過小評価することがとても多いと思われる．アルコール問題を見逃さない目が求められる．

　一般精神科医療の役割は，アルコール使用障害を当たり前に評価して介入することである．専門的介入は必要としない．アルコール問題に気づくこと，そして適切な関わりを続けることである．

　アルコールに関する問題が話題に上がれば，そのアセスメントを行う．CAGE，AUDIT，KASTなど，使いやすいものを使えばよい．それでも，アルコール問題を強調しすぎないで自然に扱うことがコツである．患者が抵抗なく自身のアルコール問題に気づき，受け入れられるようになれば成功である．あくまで随伴的に間接的に扱う．なぜなら，アルコール問題を直面化することのデメリットが大きいからである．

　ここでも当事者中心として問題解決志向を意識し，慌てず焦らず関わることが大切である．そして，丁寧で誠実な対応を通して，治療の場を「正直な思いを安心して話してもらえる場」にすることである．一方的な問題の指摘や直面化ではなく，患者が問題を意識して受け入れられることを支援すること，コーチ役を果たすことを心がけたい．アルコール問題が話題となれば，飲酒に関する自己申告のモニタリングを開始することを提案する．手帳やカレンダーに飲酒した種類・飲酒量・問題の有無などを簡単にチェックしてもらう．当センターでは，LIFE-noteという小冊子を使っている．

　この提案に反対する患者はまずいない．過少報告を家族が指摘しても責めることはない．「そうですか」と受け止めて置くにとどめる．モニタリングを進める中で，肝機能検査などの血液検査も進めていく．こ

れに抵抗する患者もいないであろう．モニタリングや血液検査に抵抗がある場合は，提案の時期がまだ早いのか，治療関係ができていない可能性がある．治療者だけが先を歩いていっても，患者はついて来られない．患者のペースに寄り添う姿勢を大切にしたい．

　こうしてアルコール問題が明らかになってきたら，対処法を一緒に考える．その際，患者が受け入れやすい方法から，患者が自ら提案したものから実施を試みる．

　以上の方法は，一方的に提案することよりも有効である．患者自ら具体的方法を考えて言葉にしてもらい，実行に移してもらえるようにすることが治療者の役割である．ストレス対処法，対人関係の工夫，環境調整，適切な薬物療法の提供などを話題にしていく．

　以上のことは，アルコール依存症患者でなくても，当たり前に行われている対応である．「アルコール問題に焦点を当てつつ，アル中のイメージをもたせない」ことがコツといえよう．よい方向に進めば患者を十分評価する．変化がなければ方法について再検討する．悪い方向に向かっていれば懸念を示し，それでも改善がみられなければ，患者を責めることなく対応策を一緒に考える．治療者は控えめに提案はするが，患者が選択した方法を優先する．

2 ▶ 基本的対応の習得：誰にでもできるアルコール依存症の診かた「7つの法則」[25)]

　多くの精神科医は，「アルコール依存症は難しい」，「関わりたくない」と思っている．しかし，いくつかのコツを身に着けると，治療が容易になる．それだけでも意識してもらえれば，よい治療になると考えている．さらには，治療者自身も抵抗なく診療できるようになる．その内容は実はとてもシンプルであり，何もアルコール依存症に特別なことではない．あらゆる疾患の治療において当たり前に大切なことでもある．「治療者がどのようなスタンスで患者に向き合うか」が重要であることを強調したい．

　患者を無理に変えようとするのではなく，治療者自身が対応を変えることで，アルコール依存症の治療は「温かく魅力的な人との関わり」に

表23 アルコール依存症の診かた：7つの法則

①アルコール依存症は「病気」であると理解できれば治療はうまくいく
②治療を困難にしている最大の原因は、治療者の患者に対する陰性感情・忌避感情である
③回復者に会い回復を信じられると、治療者のスタンスは変わる
④アルコール依存症患者を理解するために「6つの特徴」を覚えておく
⑤アルコール依存症患者の飲酒は、生きにくさを抱えた人の孤独な自己治療である
⑥断酒を強要せず再飲酒を責めなければ、よい治療者になれる
⑦断酒の有無に囚われず信頼関係を築いていくことが治療のコツである

変わっていく．一般精神科外来では，「新しい中核群（＝軽症群）」を主対象とするとはいっても，さまざまなアルコール依存症患者と関わるであろう．その際に知っておきたい要点を，「7つの法則」として示す（**表23**）．

①アルコール依存症は「病気」であると理解できれば治療はうまくいく

依存症は「病気」と認識することが難しい病気である．患者も家族も治療者も，たとえ頭ではわかっていたとしても，正しく理解できていないことが多い．意志の力では飲酒をコントロールできないことが，アルコール依存症の主症状である．しかし，患者は意志の力のみに頼りやすく，家族は患者にがまんさせようとし，治療者は「依存症は病気です」と患者や家族に説明しているのに再飲酒を責めてしまう．「病気」であるという理解が乏しいために治療につながらず，病状は進行し重症化していく．進行してから治療につながっても回復は難しい．

アルコール依存症も早期発見・早期治療が大切である．依存症患者には否認があるのは当然であるが，この否認が治療につながりにくくしている．自分を「アル中」と認めることには勇気がいる．なぜなら，「アル中」のイメージが悪すぎるからであり，「アル中」だと認めたら人生は終わりであると思っている人も少なくない．「自分はあんなにひどくない」，「やめようと思えばいつでもやめられる」と思いたいのは当然であろう．

治療者は，患者や家族に依存症は病気であることを，折に触れてわかりやすく説明して理解を促すことが大切である．そのためにも，治療者自身が患者にがまんを求めるのではなく，「依存症は病気である」と理解していることが重要である．

②治療を困難にしている最大の原因は，治療者の患者に対する陰性感情・忌避感情である

　アルコール依存症の治療は難しいと考えられている．患者はいうことを聞かず，ルールを守らず，やる気がなく，暴力的で，トラブルばかり起こす厄介者とみられることが多い．確かに，表面的にはそのような傾向はある．しかし，問題となる行動には理由がある．その多くは，依存症という病気の症状に起因している．このことを理解できていないと，治療者は患者に対していたずらに陰性感情や忌避感情を募らせてしまう．患者は，治療者の陰性感情を敏感に察知し，患者は傷つき，治療から遠ざかったり，治療者に攻撃性を高めたり，自分自身を傷つけたりする．それが治療者の陰性感情をさらに悪化させる．

　アルコール依存症の治療が困難なのは，治療技法が難しいからではなく，治療者が患者を病者として受け止めにくいからではないだろうか．治療者が症状を「症状」として捉えられず，「けしからん！」と感情的になってしまうことに問題がある．「病気」や「症状」として理解できていないと，「治療」ではなく「罰」で対処しようとする．これまでの治療はここに問題があったと思われる．治療者が患者に陰性感情をもっていると，共感はできない．共感できなければ信頼関係を築くことはできない．治療者の陰性感情が，治療を困難にする最大の要因であることに留意しておきたい．

　治療者自身が陰性感情を克服できれば，格段によい治療を提供できるはずである．

③回復者に会い回復を信じられると，治療者のスタンスは変わる

　治療者のアルコール依存症患者に対する陰性感情をどのように解消していくか，は重要な課題である．アルコール依存症の疾患の理解，患者の背景にある問題の理解とともに，折に触れて回復者に会うことが大切である．回復者に会わずに回復のイメージはできない．回復者とは単に

飲酒をやめている人ではなく，酒に酔う必要がなくなった人である．そして，回復のためには対人関係の問題の克服が必要である．本物の回復者は気持ちが安定して余裕があり，人間的にも魅力のある人たちである．依存症の回復を信じられないと余裕をもった対応はできにくい．筆者が病院の中ばかりにいて，回復者と会うことのなかったころは，治療者として何が大切で何をするべきかが全くわからなかった．治療の体を成していなかった．

　回復者の話には，治療をする上で大切なヒントが溢れている．実際に回復している人の言葉は重い．では，どこへ行けば回復者に会えるのか．それが断酒会やAAなどの自助グループである．日曜，祭日などに開催されているセミナーやフォーラムに出かけてみるとよい．平日の夜に直接ミーティングや例会に出ることができればなおよい．回復者の話を聴くことで，アルコール依存症の回復の道筋もみえてくる．治療者の患者に向き合うスタンスが良い方向に変わるはずである．

　筆者が本書でお伝えすることのほとんどは，アルコール依存症患者，特にその回復者から学んだといっても過言ではない．彼らは生きた教科書である．そして，回復者に受け入れられない治療は間違っていることを謙虚に認める必要があると考えている．あくまで治療は「患者中心」でなければいけない．治療者は回復者に会い，回復を実感できることが大切である．

④アルコール依存症患者を理解するために「6つの特徴」を覚えておく

　アルコール依存症の基には人間関係の問題がある．さまざまな特徴が挙げられるが，それらは「自己評価が低く自分に自信をもてない」，「人を信じられない」，「本音をいえない」，「見捨てられる不安が強い」，「孤独でさみしい」，「自分を大切にできない」の6つに集約できると考えている．これらの問題を念頭に置いて患者の行動を観察すると，患者を理解しやすくなる．また，患者や家族に対して「このような傾向はないですか」と尋ねてみることも有用である．「自分を理解してもらえる」と感じてくれた患者は，安心して治療に通ってくれる．依存症患者を理解するカギでもある．

　治療の目標は，基にある人間関係の問題の改善である．具体的には，

この6つの特徴（問題）の解決になる．その中でも最優先する項目は「本音をいえない」である．本音をいえる，つまり「正直な思いを安心して話せる」ことを続けていけば，他の5つも改善に向かう．これらは互いにリンクしているからである．依存症の基にある問題がこの6つであり，治療目標もこの問題の解決であると考えている．患者は1人1人個別の問題を抱えている．しかし，治療者は，患者に対してこのように理解していると，見当違いな対応を防ぐことができる．

⑤アルコール依存症患者の飲酒は，生きにくさを抱えた人の孤独な自己治療である

アルコール依存症患者は，多くの誤解や偏見をもたれている．彼らは「快楽を求めてアルコールに手を出し，がまんできずに嵌ってしまった人格破綻者」という捉え方をされることが一般的である．マスコミ報道でも，有名人が飲酒による問題を起こすと激しいバッシングの対象となる．最初に酒に手を出したきっかけは，誘われたり好奇心からであろう．ただし，飲酒した人がみな依存症になるわけではない．依存症になる人は多大なストレスを感じ，ストレスの処理がうまくできない人である．これまで筆者は多くの依存症患者の診療を続けてきて，多くの依存症患者は，実は真面目な仕事人間であると同時に，問題を1人で抱えてしまい，人に安心して相談できない不器用な人でもあることに気づいた．

アルコール依存症患者の飲酒は，「人に癒されず生きにくさを抱えた人の孤独な自己治療」という捉え方が最も適切である．先の6つの人間関係の問題もこれを裏付けている．彼ら彼女らの多くが，幼少時から虐待やいじめなどの傷を負っていたり，親たちから受け入れられていないと感じていたりしている．そのことを誰にもいえずに耐えてきている．人に安心して話すことができない．そんな時に飲酒して生き延びてきた人も少なくない．彼ら彼女らは，安心して人から援助を受けることが必要である．しかし，それが容易でないため酒を手放せない．人を信じられるようになるためには時間が必要である．また，ストレスにとても弱く，簡単に崩れ落ちてしまい，死に近い人たちでもある．

このような見方ができれば，患者に対する理解が深まり，「治療や支援を受けるべき病者」という認識のもと，適切な治療を提供できるよう

になると考えている．

⑥断酒を強要せず再飲酒を責めなければ，よい治療者になれる

　アルコール依存症の治療では，患者も家族も治療者も断酒に囚われやすい．治療者や家族は必ず「絶対飲酒しないように！」と釘を刺す．患者は「飲みたい」，でも「飲んではいけない」と葛藤している．断酒を強要されると飲酒欲求は高まる．断酒を強要することは害でありやってはいけない．再飲酒を責めることも禁忌である．

　飲酒をやめようと思っていても飲んでしまうのは，アルコール依存症の症状である．病気の症状を責めてよくなるわけがない．むしろ悪化する．患者の病状を悪化させたいのであれば，強要と叱責，罰を与えることである．治療者は，患者の回復を望むのであれば，断酒を強要したり再飲酒を責めたりしないだけで，格段によい治療になることに留意したい．依存症を「病気」と正しく認識していないと，断酒を強要し，再飲酒を責めることになる．

　治療がうまくいかない時は，患者の思いと治療者の思いがかけ離れ，治療者が無理やり患者を変えようとしていないか，コントロールしようとしていないか，自問してみる態度が大切である．

⑦断酒の有無に囚われず信頼関係を築いていくことが治療のコツである

　治療者は断酒ができているか否かだけに囚われやすいことは先に述べた．断酒の継続は治療の目標ではなく，治療の結果である．治療の目標は，人と信頼関係を築き人に癒されるようになることであると考えている．人に癒されることなくして，無理やり酒を取り上げても患者は生きていけない．他の「酔えるもの」を求めて同じ問題を繰り返す．

　根本の問題は，人間関係の問題であることを認識したうえで，患者に最も欠けていた人との信頼関係の構築を進めていく．患者が現在飲酒しているかどうかよりも，正直な思いを安心して話せるようになっているかどうかの方が，依存症からの回復を正しく示している．治療初期にはさまざまな問題や再飲酒が頻繁にみられるが，一貫して信頼関係を築いていく覚悟をもって，悲観的にならず，患者を無理に変えようとせずに長い目で見守り，患者に「寄り添っていく」ことが重要である．信頼関係ができていないのに患者を無理やり変えようとすると，抵抗され対決

になってしまう．一方で，心が通じていれば，患者は治療者の思いを受けて変わろうと動き始めるはずである．

アルコール依存症は健康な人の中で回復する．私たちは，健康な支援者であることが求められている．健康な支援者とは，患者に共感し，患者を1人の人間として尊重できる人である．治療者が最も中心に考えるべきことは，患者との信頼関係の構築である．

3 ▶ 誰にでもできるアルコール依存症の外来治療：標準治療パッケージの提案[25]

一般精神科外来で，アルコール依存症患者の診療を広く行ってもらうための標準治療パッケージを提案したい．

①初診時

40～60分程度をかけて，治療関係づくりと，次回の外来へのつなぎを行う．治療関係ができれば，治療はスムーズになり，次回からはそれほど時間をかけなくても対応はできるようになる．初回の診察がとても重要である．ここでは，前述の「ようこそ外来」の原則が基本となる．

①初めから陰性感情・忌避感情をもたない．
②患者の受診を心から歓迎する．
③来院の目的・主訴を確認する．
④本人が問題に感じていることを聴取する．
⑤本人がどうしたいかに焦点を当てた治療目標・計画を立てる．
⑥アルコール使用障害について説明する．
⑦外来モニタリング手帳（LIFE-note）をつけてもらうように促す．
⑧アルコール使用障害の元にある人間関係の問題に関心をもってもらう（LIFE-recoveryなどの小冊子を使うと伝わりやすい）．
⑨必要であれば随伴する症状に合わせた適切な処方を行う（その際には処方薬依存を作らないように，ベンゾジアゼピン系・バルビツール酸系薬剤の処方には注意する）．
⑩外来を正直な思いを話してもらえる場とする．
⑪通院を続けてもらいたい旨を伝える．

⑫積極的に回復を望む患者には自助グループ，回復支援施設などを紹介する．
⑬家族には労をねぎらい，家族会や家族のグループを案内する．アルコール使用障害に関する情報提供を行う．

❷再診時
10〜15分程度で次につながるように配慮する．
①再度の来院を心から喜ぶ．
②前回からどのように過ごしたかを聞き取る．
③よかった点を捜してでもみつけて伝える．
④患者が問題に感じた点を聞き取る．
⑤その問題にどのように対処するかを本人の言葉で話してもらう．
⑥次回の受診時に計画が実行できたか否かを報告してもらう．
⑦次回も来てほしいという思いを必ず伝える．

❸対応の留意点
①来院を歓迎している雰囲気を全スタッフで伝えていく．
②予定通り来院できなくても責めない（連続飲酒が続いている場合や，やめて間もない場合は，予定通りに来院することがいかに大変であるかを知っておく）．
③再飲酒の報告があった場合は，責めずに正直に話してもらえたことを評価する．
④断酒に囚われず，信頼関係を築くことを最優先する．
⑤リスクの高い行動には懸念を示す．
⑥問題の解決策は本人に考えてもらうことを基本とする．
⑦介入ツール，ホームワーク，情報提供，よい変化などへの褒め言葉，握手などを組み込んで，診察時間が短くても意味のある時間になるよう心がける．

「ようこそ」と笑顔で迎え入れる態度をもてれば，それだけでも十分に治療的である．加えてツールの活用や対応のコツがわかれば治療が楽しくなる．飲酒をやめさせるのではなく，信頼関係を築いていくために正直に誠実に対応を続けていくことが重要である．診察は温かい心の

通ったものであることが望ましい．

　アルコール依存症の外来では，「飲酒したか否か」に焦点を当てるのではなく，本人が「困っていること」に焦点を当て，気分障害や不安障害などの精神疾患への対応と同様に，日常生活をよりよく過ごせることを優先した対応が望まれる．「飲酒しないように！」と指示・強要はせず，通院を続けてもらえるように配慮し，再飲酒があっても決して責めずに，正直に話してくれたことを評価する．そして，再飲酒を繰り返さないために，あるいは飲酒量が増えないために，問題行動が起きないために必要な対処法を一緒に考える．答えを初めから伝えるよりも本人に考えてもらうことを優先する．これとは別に，回復のために必要な知識や情報を折に触れて提供する．

　再飲酒や飲酒量の増加，酩酊下での問題行動が起きた際には，患者が自責的にならないために，自分を責めない，自信をなくさない，自暴自棄にならないように支持し孤立させずに寄り添う．治療意欲を維持できるように支援しつつ，この機会に自助グループへの参加を提案することも一法である．

　断酒が続かなくても，治療につながっていればやめられるようになることを知っておくと，治療者は余裕をもって対応できる．治療者が，患者によい変化が得られず結果を焦ることのないように留意しておく．

依存症専門医療での受け入れのために

　アルコール依存症専門医療機関の役割は，従来のアルコール依存症中核群（重症群）の治療をこれまで通り実施することである．また，複雑な合併症例，処遇に困難を伴う例などにも積極的に関わることが期待される．

　依存症専門医療機関での問題点として，対象が重症群であることから，なおさら，身体面のダメージも重症化していることが多いと考えられる．アルコール依存症が薬物依存症よりも厄介な点として，やめることが難しいことと，身体面の問題が大きいことが挙げられる．精神科単科で，身体面が深刻であることは重大な対応困難の原因となる．アルコール依存症は，最も身体状態が懸念される精神疾患といえるかもしれない．

さらに転倒・転落など，飲酒に関連した事故も重症群では起こりやすい．自殺企図のリスクもある．かつては，無茶をしてでも精神科で身体面を診ることが多かったが，現在はそのようなわけにはいかない．医療安全の観点からも，人権上・倫理上の観点からも，身体面を合わせて診られる体制が求められる．

　一般に，症状が重篤であれば，身体科からは精神科が診られないことを理由に，精神科からは身体科が診られないことを理由に，診療や入院を断わられることが普通である．たとえば，アルコール依存症で入院した患者に，二次救急レベルの身体疾患が発生した場合，総合病院との連携が前もって確保されていなければ，途方に暮れることになる．このように，身体症状の問題は，今後の精神科医療の抱える大きな問題となっている．この点でも，アルコール依存症の早期発見・早期治療は重要である．

　また，依存症専門医療機関では，臨床研究などを通して，エビデンスに基づいた治療の開発・推進に努める役割も担う必要がある．そのうえで，身体科医療機関，一般精神科医療機関など，地域のアルコール依存症に関わる医療機関や関係機関に対する情報提供，研修指導，事例検討などによる指導的・支援的役割が期待される．これらは，厚生労働省の依存症拠点病院事業と重なる部分が大きい．この事業が実効性のあるものとなることを期待したい．専門医療施設であるという自覚とプライドが求められる．

9 精神医療へ期待すること

　わが国の依存症治療の現状をみると，アルコールに関しては標準化された治療システムが最低限普及しているが，薬物については「無医村」的状況が続いている．わが国の問題薬物は，これまで覚せい剤と有機溶剤が主であり，ともに精神病状態を引き起こすことから，精神医療が関与せざるを得なかった．ただし，中毒性精神病の治療に終始し，依存症の治療は行われてこなかった．現在，わが国の薬物依存症の専門医療機関は全国に10カ所程度しかなく，専門とする精神科医は20人にも満たない．一方で，薬物依存症の回復施設であるダルクが80施設にまで増加した．このことは，薬物依存症からの回復支援の需要と必要性を示していると同時に，一民間施設であるダルクがその役割を一手に担わざるを得ないわが国の貧困な薬物行政を象徴している．

　薬物依存症は精神科医療機関から敬遠される．反面，最近の薬物依存症者は診やすくなっている．その理由は，粗暴な患者や激しい興奮をきたす患者の減少（怖くない），非合法薬物から合法薬物へのシフト（司法対応が不要），処方薬患者の割合の増加（処方薬には慣れている），「ふつうの患者」の増加（抵抗感が少ない），「薬物渇望期」概念の導入（入院治療が容易になる），簡便な認知行動療法の導入（誰でも治療できる），などである．

　以上は，薬物依存症についての報告であるが，実は薬物依存症と比較にならない数の患者がいるアルコール依存症についても，同様のことがいえるのではないだろうか．敬遠されていることに変わりはないが，上記の通りアルコール依存症も診やすくなっていることに異論はないだろう．

依存症の治療は，アルコールや薬物の種類にかかわらず心理社会的治療と薬物療法に大別される．その内容として，①治療関係づくり，②治療の動機づけ，③精神症状に対する薬物療法，④解毒・中毒性精神病の治療，⑤疾病教育・情報提供，⑥行動修正プログラム，⑦自助グループ・回復施設へのつなぎ，⑧生活上の問題の整理と解決援助，⑨家族支援・家族教育，からなることは先に述べた．これらは何ら特殊な治療ではない．依存症の治療を特殊にしているのは，治療者の意識に他ならない．

　依存症の基には対人関係障害がある．実際，依存症患者の多くに「自己評価が低く自分に自信がもてない」，「人を信じられない」，「本音をいえない」，「見捨てられ不安が強い」，「孤独でさみしい」，「自分を大切にできない」などの特徴がみられる．そして，アルコールや薬物の乱用によりこの傾向は悪化していく．治療者は，これらの特徴を十分理解して関わることが重要である．基本的には，彼らを「尊厳ある1人の人間」としてきちんと向き合うことである．私たちは依存症患者に対して，初めから陰性感情をもつことが多く，そのことを彼らは敏感に察知している．そのため，治療者の何気ない言葉や態度に傷つき，落ち込み，怒りや攻撃性を高めてしまう．治療者側が患者に対して陰性感情をもった場合，速やかに修正できないと治療は失敗に終わる．

　一方で，彼らの中に「このままではいけない」，「回復したい」という思いが存在することも事実である．そして，自分を受け入れてくれる拠り所を求めている．人から癒しを得ることができなかったために物質による「仮初めの癒し」を求め，のめりこんだ結果が依存症である．とすると，人の中にあって人から安心感・安全感を得られるようになった時，物質によって気分を変える必要はなくなる．依存症からの回復には，基にある対人関係の問題の改善が不可欠である．

　アルコールや薬物に手を出した人が必ずしも依存症になるわけではない．一般に，依存症者は，「興味本位に手を出して嵌って自業自得」とみられるが，依存症者の物質使用は，「人に癒されず生きにくさを抱えた人の孤独な自己治療」という視点が最も適切であると感じている．彼らは，虐待，いじめ，性被害など，深い傷を負っていることが驚くほど

多い．そして，その苦痛は誰にも語られず，誰にも助けを求められない．当然，自殺に向かう例も多い．治療者は，薬物使用の有無ばかりに囚われた近視眼的な関わりではなく，背景にある「生きにくさ」，「孤独感」，「安心感・安全感の欠乏」などを見据えた対応が必要である．

このようにみてくると，依存症患者こそが精神医療の対象であると思えてならない．依存症と同様に忌避されやすい精神疾患としてパーソナリティ障害がある．依存症とパーソナルティ障害の合併例が多い．いずれも，薬物療法だけでは治療にならない疾患でもある．そして，容易に改善しない，いうことを聞かない，トラブルを繰り返す，攻撃を向けられることがある，ルールを守れない，がまんができない，切れやすいなど，共通点がいくつも出てくる．この共通した疾患の対応は同じであるといってよいだろう．信頼関係を築けない患者と関わり続け，振り回されず，患者を傷つけず，時間をかけて信頼関係を築いていくことである．

これは，精神医療の原点ではないだろうか．パーソナリティ障害に限らず，不安障害，気分障害，統合失調症，認知症，発達障害などのすべての疾患にとって重要なことを示している．依存症治療はごまかしがきかない．誠実に人として関わっていかなければならない．その中で，多くのことを学ぶことができると思っている．現在，大学医学部の教育において，依存症は無きがごとくの扱いである．将来の治療者が，依存症に関心をもてるように，大学での教育を強化してほしいと考えている．これは重要な課題である．

最近，わが国の依存症治療は大きく変化している．その主な理由は，海外で豊富なエビデンスのある治療法が導入されたためである．この新しいアプローチでは，患者と対決せず，患者の変わりたい方向へ支援し，よい変化に注目して十分評価する．失敗しても責めることなく，フィードバックにより対応策をともに考える．このことも，他の精神疾患の治療に共通して大切なことである．

Millerらの研究では，治療者の共感的態度が治療効果を決定するとしている．共感性の高い治療者，陰性感情や偏見から解放されている治療者が，良好な治療関係の上に動機づけを進めていくことが重要である．共感がなければ，いかに「高級で高度な」治療であっても効果は期

待できないであろう．結局は，患者が「安心できる居場所と信頼できる仲間」ができた時に回復は始まる．そのためには，治療者は患者に対して陰性感情・忌避感情をもたず，共感と受容に基づいて適切な方向へと寄り添うことが大切である．依存症の治療とは，患者と信頼関係を築き，患者が人に癒されるようになることである．

依存症の治療は，「当事者中心」でなければならない．これも他の精神疾患と同様である．治療者と患者が対等の立場で，お互いを尊重でき信頼できることが回復を生み出す．信頼関係のないまま患者を変えようとすることは，患者の「コントロール」であり，「支配」である．患者は，傷ついた自尊感情を守ろうと抵抗するであろう．逆に，信頼関係を築くことができれば，患者は治療者が期待する方向へと自ら動き始める．治療者は患者に対して，断薬を強要してはいけない．再使用を責めてはいけない．再使用は責められるべき「悪」ではなく，改善をともに目指す「症状」である．この当たり前のことが，依存症の治療に際して必ずしも共有されていないことが問題である．

依存症は健康な「ひと」の中でこそ回復する．「健康な治療者・支援者」とは，患者に対して陰性感情をもたずに敬意と親しみをもてるひとである．患者に共感できるひとである．患者の求めているのは，「ひと」からの癒しではないだろうか．その手助けをできるのは，薬でも技法でもなく健康な「ひと」である．依存症患者の対応を困難にしている最大の原因は，患者に対する治療者の陰性感情・忌避感情である．治療者がこの感情から解放され患者と向き合えた時に有効な治療が始まる．依存症の治療は決して特殊なものではない．彼らは決して，特殊な人たちではない．

2016年6月，「刑の一部執行猶予制度」が施行された．覚せい剤事犯者が，執行猶予期間を残して次々と社会に出てくる．刑罰だけでは再犯（再乱用）を防げないことから，司法サイドは動き始めた．ただし，地域での受け皿が整備されなければ，この制度は失敗に終わるであろう．しかし，精神医療は今のところこの動きに全く無関心にみえる．薬物依存症は病気である．懲らしめてよくなる病気はない．病者に必要なのは

刑罰ではなく，治療であり回復支援である．

　アルコール依存症についても同様である．アルコール健康障害対策基本法が施行され，基本計画が策定されている．基本法では，医療機関の責務も明示されている．これは，一部の依存症医療機関だけの問題ではない．精神医療全体の問題でもある．重症のアルコール依存症患者を一般精神科医療で診るべきであるといっているのではない．「アルコールはうちでは診ていませんから」，「他の医療機関に行ってください」などと門前払いされることが当たり前の状況を，放置してはいけないと思う．

　依存症患者が診療を求めた時，他の精神疾患同様，当たり前に対応される日が来ることを期待している．今，わが国の精神医療の在り方が問われている．

10 自助グループに期待すること

 アルコール依存症の回復が，自助グループによって支えられてきたことは明らかである．自助グループが誕生したからこそ回復が生まれた，といっても過言ではなく，その功績は計り知れない．
 医療機関だけで回復に向かうことは，軽症群の一部では可能かもしれないが，専門医療機関が治療対象としてきた「これまでの中核群（重症群）」は，自助グループにつながらずに回復に向かうことは困難であった．その点で，わが国にアルコール依存症の専門病棟ができた同じ年に，全日本断酒連盟が設立されたことは象徴的である．
 そして，AA が断酒会に遅れて全国に広がった．AA は単身者を中心にメンバーを増やしていった．断酒会が日本で生まれ，家族を単位として参加する日本的な性格が強かったのに対し，AA は米国から入ってきた自助グループであり，個人単位で参加することが基本である．断酒会は組織であり，理事長を初め幹部が存在し，名簿も存在する．AA は組織化しないことが明記され，匿名性を重視しており，名簿はなく，ヒエラルキーもない．当初，断酒会のスタイルの方が日本人には馴染みやすかったと考えられるが，現在は AA の方が若い単身者や女性には抵抗が少ないと思われる．それでも，宗教的であるという理由で通うことを拒否する患者も少なくない．
 繰り返すが，重症のアルコール依存症患者が回復するとすれば，それは自助グループを抜きにして考えられなかった．「奇跡のような回復」は自助グループから生まれ，回復者は患者や家族にとって絶望の中での希望の光であった．自助グループは多くの人々の回復を支えてきた．そして回復に必要な豊富な経験と知恵をもっている．しかし，その重要な

存在である自助グループに陰りがみられる．依存症からの回復に不可欠である自助グループに対する思いについて書かせていただきたい．

断酒会に期待すること

　断酒会が抱える最大の問題は，平均年齢が60歳を超えているという会員の高齢化である．年とともに高齢化が進み，会員が年々減少している．ということは，新規の若い会員が入ってこないということである．

　断酒会は，これまでのアルコール依存症専門医療機関が治療の対象としてきた依存症患者から成り立っている．つまり，重症群を対象としている．重症群であるならば，その目標は迷うことなく「断酒」とされることは当然であった．専門医療機関が一律に「型にはまった」治療を提供してきたように，断酒会も迷うことなく一律の規範に則って回復を目指してきた．これまでは，専門医療機関と断酒会が一体となって回復を目指すことが，典型的な方法であった．

　それが唯一の方法であるとされることで，「断酒会につながって断酒を目指す覚悟」ができた患者は，回復のレールに乗り，紆余曲折があっても回復を遂げていった．

　しかし，時代は変わってきている．専門医療機関が変わることを余儀なくされてきたように，断酒会も患者に合わせて柔軟に変わることが求められているのではないだろうか．ただ，断酒会の理念と規範を守り回復してきた姿勢を容易に変えることは難しい．根本の重要な部分を時代が変わったからと安易に修正することは，大きなリスクを伴うであろう．容易に手を加えられるものでもない．

　筆者は，断酒会にも，先に「アルコール依存症治療革命」として提示した内容が当てはまるのではないかと考えている．つまり，断酒会が，「これまでの中核群（重症群）」ばかりを対象とするのではなく，「軽症の酒害者」つまり「新たな中核群」をも対象とすることが必要なのではないかと考えるのだ．ただし，断酒会が断酒を唯一の目標とすることを放棄した場合，「断酒」会ではなくなる可能性がある．それは，存続をかけた改革になるくらいに大きなことである．断酒会の大前提が崩れてしまうことになるからである．

10章 ● 自助グループに期待すること

では，どうすればよいのであろうか．

筆者からの提案はこうである．断酒会本体は本体としてこれまで通りの存在であり続ける．ただし，断酒会設立当初からの「妥協を許さない厳格な」文言や言い回し，例会の方法など「かつての男の文化」そのものである部分を改めるのだ．かつて，ほとんどのアルコール依存症患者は「中年男性」であったが，その「男文化」自体が変化し，「中年男性文化」がそのまま「高齢男性文化」に移行した印象がある．これでは，若者や女性のみならず，中年男性までもが違和感をもち，断酒会に近寄りがたくなっているのではないだろうか．時代に合わせて若者や女性，そして中年男性にも受け入れられやすいものに変わる必要がある．

高いハードルを越えた人だけが回復をすればよいわけではない．ハードルを越えやすい支援こそが重要である．そして，患者に合わせて「ようこそ」と迎えられれば，多くの会員を得られるはずである．若者や女性は，「昔の男社会の雰囲気」には馴染みにくいであろう．もちろん，これまで通りの伝統を守るか，柔軟に時代に合わせるかは，断酒会の会員自身が決定することである．ただいえることは，現在のままであれば，若者や女性，中年男性は自ら選んで入ってくることは期待できない．断酒会の間口をいかに広げられるかが課題であると考える．

誤解を恐れずにいえば，お寺離れが進んでいる状況で，お寺，つまり仏教にいかに関心をもってもらえるか，という宗教界の問題に重なるように思われる．本質は正しく，重要である．それを若者や女性に受け入れられるためには，「来る人だけが来ればいい」ではなく，外見をいかに受け入れられやすくできるか，断酒ばかりを強調しすぎず，体験談を話すことがいかに人を癒すことにつながるか，人と心がつながることが生きていくうえでいかに大切であるか，などをわかりやすく発信していく必要がある．

そして，効果的な発信をするためには，有能な広報・企画の専門家のノウハウの導入が不可欠である．国や公的機関が資金援助を行うとすれば，断酒会のリニューアルに投入するべきである．公的な資金援助が断酒会には必要である．国や自治体が，本気でアルコール依存症対策に取り組むとすれば，ここに重点的に予算を組んでほしい．

たとえば，歴史と伝統のある旅館が老朽化して，客足が遠のいた状況に似ているかもしれない．歴史と伝統だけでは新しい客は近寄らない．プロ企業のアイディアで，よいところ，そこにしかない魅力を強調し，新しい感覚を導入してリニューアルし，客を呼び戻して大繁盛している例がある．よいものは残さなければならない．よいものは多くの人に知ってもらわなければならない．「自分たちだけの集まり」という閉塞した組織に陥ることなく，時代に合わせて外に向けてその魅力を発信していくスタイルに変える時期に来ていると思う．

　断酒会本体については以上の通りである．ここまで，「本体」と書いたのは，筆者は，「断酒会本体とは異なる組織」の立ち上げができないかと考えているからである．断酒会の二次組織として，断酒会会員を中心として関係機関職員などからボランティアを募り，断酒会とは別の名称を使い，断酒会色を薄めた形で啓発・相談活動を行う．断酒会本体は会員が回復を目指すための組織とし，別組織が広く市民に対してメッセージを発信する．その活動の中で，必要な人と接点をもてれば断酒会に導く．患者が，医療機関で「アルコール依存症」の名称を出すと抵抗を示すように，敷居を下げるために断酒会は「本体」と「二次組織」に分けて活動してはどうであろうか．すでに，一部の断酒会でこのような試みがなされているが，断酒会会員だけではなく他の支援者も取り込んでいくことが大切なのではないかと考えている．ただし，そのためには断酒会が元気でなければならない．そして，関係機関などの協力が不可欠である．

　公益社団法人として全日本断酒連盟がある．断酒会は公益に資する会である．断酒会の強みは，豊富な経験と知恵である．そして，しっかりとした組織力である．断酒会の組織力がなければ，アルコール健康障害対策基本法は成立していなかったであろう．これは断酒会にしかできないことである．この組織力を発揮できることがAAとの相違点でもある．断酒会の特徴を生かした啓発活動・相談活動は，断酒会そのものをあまり前面に出さないことが効果的である．

　断酒会に期待することは，いかに「新たなアルコール依存症中核群（軽症群が主）」やその家族・支援者等に対して，良質なメッセージを伝

えていけるかである．そして，「これまでの中核群（重症群が主）」に対しては，その経験と知恵を生かして回復に導くことである．

　このまま高齢化が進み先細りになることは，誰にとっても大きな損失である．会の中から新たな動きが生まれることを期待したい．断酒会が孤立しないこと，広く連携を築いていくこと，社会に開かれた組織であること，そして，回復を生み続ける組織であることが大切である．

　以上，会員でも顧問でもない一臨床医である筆者が，僭越ながら偉そうなことを述べさせてもらった．実情も知らないで誤解や見当違いなこと，失礼があったかもしれない．しかし，医療機関が変わらなければならないことと同様に，断酒会も患者と時代の変化に合わせて変わる必要があるとの思いで，誤解を恐れずに提案させていただいた．

　わが国のアルコール依存症の回復を支えてきた断酒会がどうなっていくかは，筆者にとっても他人事ではない．わが国全体の重大事である．医療機関が衰退し，自助グループが衰退した時，アルコール依存症の回復支援は終焉を迎える．「アルコール依存症治療革命」を進めるためには，断酒会の「新生」が不可欠である．これまでわが国の回復支援の中心であり続けたこと，そして，アルコール健康障害対策基本法を成立に導いた断酒会に，心より敬意を表しつつ，さらなる発展をお願いしたいとの思いで，感じたままを書かせていただいた．

　これから高齢のアルコール依存症者が増えていくことは間違いない．断酒会会員が高齢化していくのであれば，これは強みでもある．高齢者へのより積極的な関わりも期待したい．

AAに期待すること

　断酒会と双璧をなす自助グループとして，わが国では1975年に発足したAAがある．AAは組織化されないことから，グループを比較的容易に作ることができ，ミーティングを開くことができる．単身者のメンバーが多く，気軽なイメージがある．ただし，AAとして社会に対して意見を表明することはできず，AAメンバーとして意見を発信することもできない．その点では，断酒会のような社会に向けての啓発活動・相談活動はできない．もっぱらメンバーの回復を進めることが重要視さ

れる．ただし，AA はオープンミーティング，ステップセミナー，医療機関へのメッセージ活動などを通して回復のメッセージを発信している．AA のミッションは，メンバー個人の回復に焦点づけられている．

　AA ができることは，回復者を生み出していくことにより，間接的に社会へ啓発することである．断酒会のような組織だった動きはできないが，12 ステップに取り組んだ日々を送ることで回復を生み出している．

　ここで，1 つ懸念していることがある．AA のメンバーから，以前ほどはステップの話を耳にすることが減っている印象がある．単なる寄合になっていないか，前向きなグループであるかを意識することが必要である．さらに，最近の患者は，以前とは異なり，人とつながることの癒しや喜びを求めていないように感じる．「人とつながることを求めないアルコール依存症患者にどのように関わっていくか」は，AA に限らず，依存症の回復支援に関わるすべての人々のテーマであり，これからの大きな課題であると思われる．

　AA に期待することは，断酒会と同じく，内向きの活動に終始しないことである．外へ，社会へ，地道な取り組みにより回復するのだというメッセージを発信し続けることが求められる．それぞれのメンバーが社会の中で回復を進めていくことである．AA の広がりが鈍化しているような印象があること，AA の魅力を伝えるメッセージ活動が弱くなっていないか，人とのつながりを避ける現代人をいかに AA に取り込むかが課題であると思われる．

　AA には，伝統的に定められた規約があり，ここから外れた場合 AA ではなくなる．組織化しないこと，AA として社会に意見を発信してはいけないことなど，AA を守っていくための決まりがあることから，構造自体を変えることはできない．AA は AA として，メンバーはそのプログラムを実践していくことに尽きる．回復を生み出していくことに尽きる．ただし，AA が魅力的な回復のプログラムであることを，これからの回復を目指す患者に伝えていくことが使命でもある．

　AA にとって，定められた 12 ステップに真摯に取り組んでいるか否か，ミーティングが「安全な居場所」と「安心できる仲間」を得られる場となっているか否か，これからの回復者に AA が魅力的な場になっ

ているか否かが重要である．それを左右するのは，1人1人のAAメンバーである．

自助グループと医療機関・相談機関の連携

　断酒会とAAについて，それぞれの役割と問題点，これから期待することについて述べてきた．自助グループの問題は自助グループ自体のみならず，自助グループと連携する医療機関・相談機関の問題でもある．自助グループにつなぐためのよりよい方法について，医療機関・相談機関はこれまで以上に検討・工夫していく必要がある．自助グループと医療機関・相談機関の良好な連携ができていなければ，患者がつながるはずはない．つながらないのはつなぐ側の責任でもある．つなぐ側の課題は大きい．

　医療機関や相談機関では，最近，ワークブックを使った認知行動療法的なプログラムを積極的に取り入れている．このことで，自助グループは必要ないと勘違いしてはいけない．患者に勘違いさせてもいけない．これらのプログラムは，自助グループにつながれない患者の代替療法的なものであると考えている．自助グループにつながり続けられれば，それが最も回復の近道である．しかし，そのことが容易ではない．これまで自助グループにつながれなかった患者は，治療からも脱落していくことが多かった．このような患者の回復のための受け皿として，ワークブックを使ったプログラムが広がっていると考えている．

　認知行動療法的プログラムによって回復に向かう場合，結局は知識やテクニックを身に着けるからではなく，同じ目標をもち通い続けることで，「安全な居場所」と「安心できる仲間」ができるからであると考えている．これは，自助グループで回復することと同じ理由である．自助グループ的な要素が，どんな治療方法を使うにしても重要である．

　断酒会もAAも，それ抜きではアルコール依存症からの回復は期待できない．依存症患者は，単に飲酒が止まればよいというわけではない．「人に癒されることができず生きにくさを抱えた自己治療」として，依存症患者は飲酒をしてきた．その歴史において，多くの回復者を生み出し，回復のために必要なものを明らかにしてきた．医療はそれを追いか

けてきた.

　結局は,人に癒されなければ飲酒はやめられない.筆者は,依存症患者に「安全な居場所」と「安心できる仲間」ができて初めて,回復できると考えている.断酒会においてもAAにおいても,人がお互いに信頼関係を築き,暖かく癒される場所であることが求められる.医療機関だけでは,断酒はできても回復は進まない.自助グループは,「健康な家族」の役割を果たす場所だと思っている.家族が健康でなければ当事者は回復しないように,自助グループ自体が,余裕がなかったり,人間関係の問題を抱えていたり,元気がなかったり,高齢化が進みすぎたり,孤立していたりすると,回復者は生まれない.自助グループは,「健康な家族」の役割を失ってしまうと,その存在価値を失ってしまう.

　繰り返すが,自助グループがあったから回復が生まれてきた.断酒会やAAが元気で健康でなければ,アルコール依存症の回復は滞ってしまう.医療機関がいかに頑張ったとしても,断酒会やAAの役割は果たせない.特に,これまでの「中核群の人たち(重症群)」についてはお手上げである.また,予防的な面でも,社会へのアピールの面でも,家族支援の面でも,支援者・治療者の支えとしても,そしてもちろん当事者の回復支援の面でも,「生きた回復のモデル」は何よりも説得力をもつ.

　自助グループが力を失った時に,依存症の治療・支援はその力を失ってしまう.自助グループが,多くの回復を望む人たちに利用され発展することを期待している.

マック

　自助グループではないが,AAの12ステップに沿った治療プログラムを実践してきた回復施設(中間施設)について触れておきたい.1975年に始まった国内のAAメンバーによって,単身者の中間施設「大宮ハウス」ができた.そのメンバーが基盤となり,1978年,東京都内に「三ノ輪マック」が設立された.マックのデイケアは,「山谷どや街のアル中たち」のリハビリプログラムとして行われた.1日3回365日ミーティングを徹底して行うことで,重症のアルコール依存症

患者の回復を導いてきた．回復しないと見捨てられていた最重症のアルコール依存症患者であっても，ミーティングを続ければ回復できることを示してきた功績は大きい．

　筆者は患者に対して，自助グループのミーティングに通ってもらう際に，「ミーティングに50回通えば，自助グループの効果が理解できる．どんなに重症の人でも1,000回通えば必ず回復はみえる」と伝えている．1,000回のミーティングというと気が遠くなるかもしれないが，マックプログラムを1年続けると1,000回は軽く超えることになる．継続が回復につながることを示している．対象人数は限られているが，最重症患者の回復を生み出すマックは，筆者の中では「アルコール依存症回復の最後の砦」として位置づけている．

　ただし，そのプログラムの徹底したストイックさに適応できない患者，近づかない患者が多い．ここでも，時代の変化・患者の変化にどのように対応していくかが，断酒会同様にマックの課題であると思われる．

おわりに

　わが国のアルコール依存症を取り巻く状況の変化を見据えて，これからの望ましいアルコール依存症の治療の在り方について述べてきた．

　これまで，アルコール依存症の医療は，精神医療の枠の外にあったといっても過言ではないであろう．一般の精神医療とは「別物」，「特殊な医療」として，正規の診療対象とされて来なかった歴史がある．しかし，患者1人1人を診れば診るほど，彼ら彼女らの内面を知れば知るほど，アルコール依存症は紛れもない精神疾患であることがわかる．

　アルコール依存症患者が109万人もいるとすれば，専門病院や専門医を増やしたところで対処できない．それどころか，最近のアルコール専門病棟は空床が目立っているという話を耳にする．単に専門医療施設を作れば患者が押し掛けるわけではない．ここに依存症医療の課題がある．

　一方で，私たちは，アルコール依存症という病気を勘違いしてきたのではないだろうか．本来のアルコール依存症はありふれた病気である．そして，重症例だけに治療が必要なわけではない．治療者は，重症例にばかり囚われてきた視点を，アルコール依存症全体に向けることを本書で提案してきた．つまり，「アルコール依存症治療革命」とは，「アルコール専門医療の一般医療化」である．

　身体科・一般精神科が，軽症者を対象として関わることは重要である．そのためには，重症例を中核群としてきたこれまでとは全く異なった，新たな治療ガイドラインの開発も必要になる．そして，それは誰もができる簡便なものでなければならない．「誰にでもできるアルコール依存症の外来治療」が主となるはずである．

　このような体制ができてくると，その中に入ってくる重症者に対してもセンサーが働き，専門治療につなぐことが期待できる．軽症群を診るはずの一般医療に入ってきた重症群は，速やかに専門治療につなぐシステムを構築しておくことも重要になろう．こうして，これまで治療につながらず放置され

てきた重症者についても，対応が広がることを期待している．

　アルコール依存症は，一部の特殊な医療機関だけで診る病気ではない．きわめてありふれた病気である．「新たな中核群（軽症群）」を，「アルコール使用障害」の診断のもと，わが国の身体科医療・精神医療全体で関わっていければ，よい方向に向かうと考えている．身体科では身体症状に対する治療をメインとして，アルコール問題に可能な範囲で介入する．一般精神科では精神症状に対する治療をメインとして，アルコール問題に可能な範囲で介入する．これで十分である．

　いずれも治療者が，アルコール問題にばかり囚われて患者に直面化することなく，新たなガイドラインに則って簡易介入を行う．そして，「アルコール問題支援エキスパート」を含めた多職種による支援，地域保健，産業保健，自助グループ，専門医療などのネットワークで対応していければ良質な医療となる．

　患者の根底にあるのがメンタルヘルスの問題であり，飲酒自体がストレス対処目的に行われる．それに嵌るということは，ストレスの高い状況にあるということであり，他の対処法が機能していないということである．そして，その基には必ず人間関係の問題がある．患者が依存症かどうかに，それほどこだわる必要はない．アルコール問題があるのなら，メンタルヘルス悪化のサインとして，不安，抑うつ，不眠などと同様に診ていけばよい．よっぽど深刻になるまで，アルコール問題を扱われず見過ごされてきたことが問題なのである．アルコール依存症の診断基準を満たす多くの患者が治療介入されず，重症化して初めて治療の場に登場する状況を変えなければならない．未治療の多数のアルコール依存症患者が放置されていることが最大の問題である．

　その現状を変えるために，「新たな中核群」に視点を移すことを繰り返し強調した．彼らは軽症群であり，特別な治療プログラムを必要としない．簡易介入，ストレスマネジメント，他の併存疾患や症状の治療として，「通常の治療」を続けていくことが大切である．その際，「新たな中核群」のモデルは糖尿病であり，高血圧症である．生活習慣病としてモニタリングしていくだけでも効果は期待できると考えている．

アルコール健康障害対策基本法が施行され，これから国を挙げてアルコール関連問題に取り組もうという現在，この「厄介で嫌われてきた」あるいは「医療者が診ないことにしてきた」疾患について，特別な治療ではなく，身体科・一般精神科での「通常の治療」として，無理なく介入できるようになることを期待したい．

　本書は，アルコール依存症の治療全体を見直す時期に来ているとの思いで，書かせていただいた．わが国のアルコール依存症治療が，特別視されて精神医療から遠ざけられることなく，当たり前に一精神疾患として認識され，広くどこでも対応されることを期待している．その時，社会一般のアルコール依存症に対する誤解や偏見は軽減していくと考える．
　アルコール依存症は決して特別な病気ではない．アルコール依存症の治療は決して特別な治療ではない．アルコール依存症患者は決して特別な人たちではない．特別にしているのは治療者の意識に他ならない．

　わが国のアルコール依存症患者が回復を望んだ時，当たり前に治療・支援を受けられる日が来ることを切望している．

文献

1) 尾崎米厚．わが国の成人の飲酒行動に関する全国調査．2013年2003年2008年全国調査との比較．厚生労働科学研究費補助金WHO世界戦略を踏まえたアルコールの有害使用対策に関する総合的研究．平成25年度分担研究報告書．2014.
2) メアリー・マーデン・ヴェラスケス，他（村上 優，他監訳）．物質使用障害のグループ治療TTM（トランス・セオリティカル・モデル）に基づく変化のステージ治療マニュアル．東京：星和書店；2012.
3) 小林桜児，他．覚せい剤依存者に対する外来再発予防プログラムの開発—Serigaya Methamphetamine Relapse Prevention Program (SMARPP)．日本アルコール・薬物医学会雑誌．2007; 42: 507-21.
4) 松本俊彦，他．薬物依存者の社会復帰のために精神保健機関は何をすべきか？日本アルコール・薬物医学会雑誌．2008; 43: 172-87.
5) 松本俊彦，他．薬物・アルコール依存症からの回復支援ワークブック．東京：金剛出版；2011.
6) 田中和彦．我が国におけるアルコール関連問題対策の変遷と課題．瀬木学園紀要．2007; 8: 103-10.
7) 澤山 透．心理社会的治療．特集 アルコール使用障害—どのようにして治療するか—．カレントテラピー．2010; 28: 18-24.
8) 原田隆之．エビデンスに基づいた依存症治療に向けて—Matrixモデルとその実践—．第31回日本アルコール関連問題学会教育講演資料．2009.
9) National Institute on Drug Abuse. http://www.drugabuse.gov/PODAT/PODAT1.Html
10) 松本俊彦．アルコール・薬物使用障害の心理社会的治療．医学のあゆみ．2010; 233: 1143-7.
11) Matrix Institute. http://www.matrixinstitute.org/index.html
12) Rawson RA, et al. A multi-site comparison of psychosocial approaches for the treatment of methamphetamine dependence. Addiction. 2004; 99: 708-17.
13) ウイリアム・R・ミラー，他（松島義博，他訳）．動機づけ面接法—基礎・実践編．東京：星和書店；2007.
14) ステファン・ロルニック，他（後藤 恵，監訳）．動機づけ面接法—実践入門「あらゆる医療現場で応用するために」．東京：星和書店；2010.
15) ロバート・メイヤーズ，他（松本俊彦，他監訳）．CRAFT 依存症者家族のための対応ハンドブック．東京：金剛出版；2013.

16) 成瀬暢也．覚せい剤依存症の治療に際しては，患者に「通報しないこと」を保障するべきである．精神科．2012; 21: 80-5.
17) 成瀬暢也．臨床家が知っておきたい依存症治療の基本とコツ．In: 和田 清, 編．精神科臨床エキスパート 依存と嗜癖―どう理解し，どう対処するか―．東京: 医学書院; 2013. p.18-48.
18) 成瀬暢也．薬物依存症の回復支援ハンドブック―援助者，家族，当事者への手引き．東京: 金剛出版; 2016.
19) 成瀬暢也．精神作用物質使用障害の入院治療:「薬物渇望期」の対応法を中心に．精神神経誌．2010; 112: 665-71.
20) 成瀬暢也．誰にでもできる依存症治療―わが国の薬物依存症治療の普及のために―．精神神経誌（電子版）．2013; ss25-31.
21) 成瀬暢也．薬物患者をアルコール病棟で治療するために必要なこと．日本アルコール・薬物医学会雑誌．2009; 44: 63-77.
22) 成瀬暢也．覚せい剤使用障害の入院治療―渇望期を乗り切るために―．物質使用障害とアディクション臨床ハンドブック．精神科治療学．2013; 28 増刊: 205-11.
23) 成瀬暢也．物質使用障害とどう向き合ったらよいのか 治療総論．精神療法．2016; 42: 95-106.
24) 成瀬暢也．誰にでもできる薬物依存症の外来治療．精神神経誌．2017; 119: 260-8.
25) 成瀬暢也．誰にでもできる薬物依存症の診かた．東京: 中外医学社; 2017. p.22-6.
26) 成瀬暢也, 他．アルコール・薬物問題をもつ人の家族の実態とニーズに関する研究．平成 20 年度障害者福祉推進事業「依存症者の社会生活に対する支援のための包括的な地域生活支援事業」総括事業報告書．2009. p.31-115.
27) 成瀬暢也, 他．アルコール依存症家族の支援に関する研究．平成 27 年度厚生労働科学研究費補助金 障害者対策総合事業「アルコール依存症に対する総合的な医療の提供に関する研究」総括研究報告書．2016. p.171-260.
28) 成瀬暢也, 他．アルコール依存症のご家族の実態とニーズに関する研究報告．アルコール依存症家族の支援に関する研究．平成 27 年度厚生労働科学研究費補助金 障害者対策総合事業．2017.
29) Project MATCH Research Group. Matching alcoholism treatments to client heterogeneity: treatment main effects and matching effects on drinking during treatment. Project MATCH Research Group. J Stud Alcohol. 1998; 59: 631-9.
30) Litt MD, et al. Coping skills and treatment outcomes in cognitive-behavioral and interactional group therapy for alcoholism. J Consult Clin Psychol. 2003; 71: 118-28.

索引

あ行

アカンプロサート	11
新たな中核群	88
アルコール依存症治療革命	84
アルコール使用障害	1
アルコール問題支援エキスパート	90, 97
アル中	7
依存	7
居場所	40
飲酒量低減	95
陰性感情	3
インセンティブ保障	100
大阪方式	16

か行

回復施設	14
回復者支援員	97
覚せい剤	34
家族会	15
家族教育	9
家族教室	15
家族支援	9
渇望	7
渇望期	11, 46
渇望期自己チェックリスト	46
簡易介入	93
北風と太陽	76
忌避感情	1, 3
久里浜方式	16
軽症群	88
刑の一部執行猶予制度	57
解毒	9
抗酒薬	11
行動修正プログラム	9
ごほうび療法	29
これまでの中核群	88
コントロール障害	7

さ行

再飲酒	23
ジアゼパム	11
シアナミド	11
自己治療	53
自助グループ参加表	42
ジスルフィラム	11
自尊感情	40
疾病教育	9
支配	74
重症群	88
集団精神療法	19
使用障害	8
情報提供	9
振戦せん妄	11
随伴性マネジメント	10
節酒補助薬	11
全日本断酒連盟	16
早期治療	92
早期発見	92

た行

対処スキルトレーニング	29
対人関係障害	52
耐性	7
脱落率	22
ダルク	14
短期介入	93
断酒会	14
断酒補助薬	11

置換漸減	11
中毒	7
中脳皮質辺縁系経路	6
治療関係づくり	9
治療の動機づけ	9
動機づけ面接法	10, 28
当事者中心	54
ドパミン	6
ドラッグコート	57
トランスセオリティカルモデル	30

な行

内観療法	20
7つの法則	111
ナルメフェン	11
尿検査	28
認知行動療法的アプローチ	13
認知行動療法的スキルトレーニング	24
脳内報酬系	6

は行

ハームリダクション	22, 55
バルビツール系	12
引き金	25
否認	25
不寛容・厳罰主義	55
物質関連障害	8
ブリーフインターベンション	93
プログラム参加表	42
プログラム修了証	42
米国国立薬物乱用研究所	26
変化のステージ	10
ベンゾジアゼピン系	12
補助介入ツール	41

ま行

マック	14
マトリックスモデル	26

慢性疾患	22
ミーティング至上主義	24
6つの問題	77
メッセージ	14
モニタリング手帳	34
森田療法	20

や行

薬物療法	11
ようこそ外来	32

ら行

乱用	7
離脱症状	7

わ行

| ワークブック | 13 |

A

A10神経	6
AA	14, 17
ARP	20
AUDIT	109

C

CAGE	109
CRAFT	30

D

DSM-5	1

G

GTMACK	13

I

ICD-10	7

K

KAST	109

L

LIFE	41
LIFE-family	41
LIFE-mini	37, 41
LIFE-note	37, 41
LIFE-recovery	41
LIFE プログラム	35

N

NA	14

P

NIDA	26
Project MATCH	80

S

SMARPP	13, 28
SST	20

T

TTM	30

著者略歴

成瀬 暢也（なるせ のぶや）

●来歴
昭和 61 年 3 月　順天堂大学医学部卒業
　　　　　 4 月　同大精神神経科入局　大学病院などで研修医として勤務
　　　　　　　　同大助手を経て
平成　2 年 4 月　埼玉県立精神保健総合センター開設と同時に勤務
平成　7 年 4 月　同センター依存症病棟に配属
平成 14 年 4 月　同センター組織改変にともない，埼玉県立精神医療センターと
　　　　　　　　埼玉県立精神保健福祉センターとなる
平成 20 年10 月　埼玉県立精神医療センター副病院長
　　　　　　　　（兼 埼玉県立精神保健福祉センター副センター長）

●役職等
日本アルコール関連問題学会理事（第 36 回日本アルコール関連問題学会大会長）
日本精神科救急学会評議員
日本アルコール・アディクション医学会評議員
厚生労働省指定薬物部会委員
厚生労働省依存性薬物検討会委員
埼玉ダルク理事
埼玉薬物依存ネットワーク「SAYA ねっと」代表
日本学校保健会 学校における飲酒防止教育支援委員会委員

●主な著書
『誰にでもできる薬物依存症の診かた』中外医学社
『薬物依存症の回復支援ハンドブック』金剛出版
『依存と嗜癖』医学書院（分担）
『重症化させないための精神疾患の診方と対応』医学書院（分担）
『カプラン臨床精神医学テキスト』メディカル・サイエンス・インターナショナル（分担）
『危険ドラッグ対応ハンドブック』へるす出版（編集・分担）
『いまどきの依存とアディクション』南山堂（分担）

アルコール依存症治療革命	ⓒ

発　行	2017 年 9 月 5 日　　1 版 1 刷
	2018 年 4 月 1 日　　1 版 2 刷
	2020 年 7 月 25 日　　1 版 3 刷
著　者	成瀬暢也
発行者	株式会社　中外医学社
	代表取締役　青木　滋
	〒162-0805　東京都新宿区矢来町 62
	電　話　03-3268-2701（代）
	振替口座　00190-1-98814 番

印刷・製本/三和印刷（株）　　　＜KS・HU＞
ISBN978-4-498-22902-0　　　　Printed in Japan

JCOPY　＜(社)出版者著作権管理機構 委託出版物＞
本書の無断複製は著作権法上での例外を除き禁じられています．複製される場合は，そのつど事前に，(社)出版者著作権管理機構（電話 03-5244-5088, FAX 03-5244-5089, e-mail: info@jcopy.or.jp）の許諾を得てください．